유·청소년 축구선수
과사용부상 예방가이드북

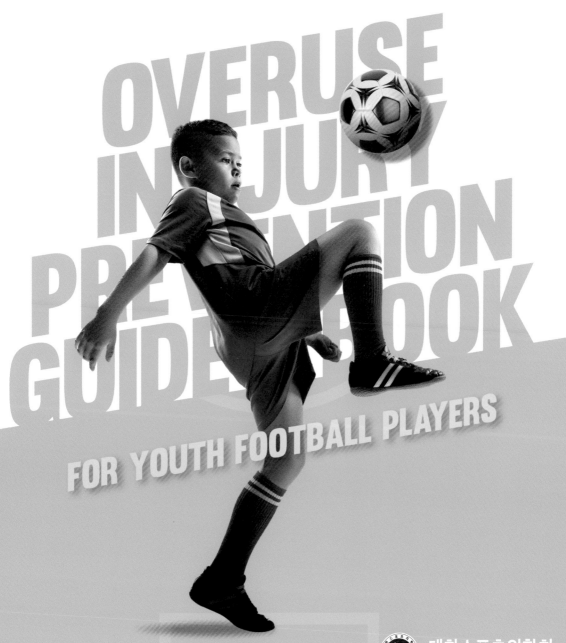

OVERUSE
INJURY
PREVENTION
GUIDE BOOK

FOR YOUTH FOOTBALL PLAYERS

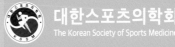

대한스포츠의학회
The Korean Society of Sports Medicine

유·청소년 축구선수
과사용부상 예방가이드북

첫째판 1쇄 인쇄 | 2021년 09월 30일
첫째판 1쇄 발행 | 2021년 10월 08일

지 은 이 대한스포츠의학회
발 행 인 장주연
출 판 기 획 임경수
책 임 편 집 김수진
편집디자인 최정미
표지디자인 김재욱
일 러 스 트 김경열, 유학영
발 행 처 군자출판사(주)
         등록 제4-139호(1991. 6. 24)
         본사 (10881) **파주출판단지** 경기도 파주시 회동길 338(서패동 474-1)
         전화 (031) 943-1888   팩스 (031) 955-9545
         홈페이지 | www.koonja.co.kr

ISBN   979-11-5955-766-8
정가   35,000원

발간사

    대한스포츠의학회는 스포츠 의학의 전문적인 발전을 위해 1982년 대한스포츠임상의학회를 시작으로 출범해 정기 학술대회와 워크숍 등을 통해 의료계와 스포츠 계의 학술교류와 전문교육을 수행하고 있습니다. 1988년 서울 하계올림픽과 2002년 한일 월드컵, 2011년 대구세계육상대회, 2018년 평창 동계올림픽 때에는 대한올림픽위원회와 같이 세계 스포츠 의학 연구자와 학문적 교류를 위해 스포츠 학술 심포지움도 개최하고 있습니다.

    현대는 생활 스포츠의 확산, 전문 스포츠에 대한 관심 증대, 스포츠산업의 성장으로 스포츠의학이 크게 주목받고 있습니다. 대한민국 스포츠의학이 계속해서 발전하여 스포츠 국가경쟁력이 높아지고, 모든 국민들이 보다 건강하고 즐겁게 스포츠를 즐길 수 있도록 대한스포츠의학회는 노력하고 있습니다. 이를 위하여 스포츠 손상과 예방을 위한 동영상 콘텐츠 개발 및 스포츠의학 교과서, 스포츠 손상 예방 지침서 등을 제작하여 좀더 국민 곁으로 다가가려 합니다. 이 결실 중의 하나로 '유·청소년 축구선수의 과사용부상 예방가이드북'을 출간하게 되었습니다. 많은 유·청소년 축구 선수가 과도한 운동이나 적절치 못한 운동으로 추후 훌륭한 선수가 되지 못하기도 합니다. 또한 즐거운 운동이 힘든 운동으로 돌변하기도 합니다. 이와 같은 과사용을 어떻게 하면 줄일 수 있는지, 문제가 발생하였을 때 대처법으로 무엇이 가능한지에 대하여 국내 저명한 스포츠의학 전문의들의 의견을 집대성한 책입니다. 건강하고 행복한 축구 생활을 위해 필독하시길 권해드립니다.

    본 가이드북의 발간까지 축구를 사랑하는 마음으로 혼신의 힘을 다하여 주신 나영무 전임회장님, 왕준호 위원장님, 그리고 소명감 하나로 불철주야 애쓰신 정태석 부위원장님, 이병훈 간사님, 송하헌, 김진수, 배중현 위원님과 모든 저자분들의 노고에 다시 한 번 감사드리며, 벅찬 마음으로 이 책을 출판합니다.

2021년 10월

대한스포츠의학회 회장 박 진 영

추천사

유·청소년 축구선수 과사용부상 예방 가이드북을 발간을 축하드립니다.

그간 유·청소년 선수들의 많은 훈련으로 인한 과사용부상을 당한 후에도 적절한 치료를 받기 어려운 우리나라 현실에서 본 책의 발간은 매우 뜻깊은 일입니다.

성장기에 있는 유·청소년 선수들은 성인과 다른 신체 조직과 부상의 특수성으로 좀 더 세심하게 치료를 해야 합니다. 그만큼 훈련 방법도 틀리고 치료 방법도 일부 달리 해야 합니다. 입시를 위해서 부상을 당해도 뛰어야 하는 힘든 경우도 발생합니다.

이렇게 많은 선수들이 부상을 안고 운동을 해야 하는 상황이 안타깝고 이는 앞으로 우리가 풀어야 할 숙제라고 생각합니다.

이런 상황에 놓인 우리 어린 선수들의 부상을 줄일 수 있기를 바라며 본 책의 내용을 접했습니다. 이 책을 통하여 많은 선수들이 부상을 예방할 수 있기를 기대합니다.

전임 스포츠의학회 회장 솔병원 나 영 무

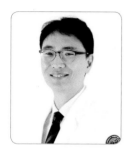

김진수 M.D., PhD.

● **주요경력**
현) 세종스포츠정형외과 원장
현) K리그 의무위원회 위원
현) 대한스포츠의학회 학술위원회 위원
현) 대한정형외과스포츠의학회 편집위원회 간사
현) 대한선수트레이너협회 이사, 자격연수 출제위원
현) 서울이랜드FC팀 주치의

● **자격증**
FIFA Diploma in Football Medicine
IOC team physician Diploma
대한축구협회 축구심판 자격 2급

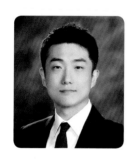

배중현 M.D.

● **학력**
중앙대학교 의과대학 (의학사)
가톨릭대학교 대학원 (의학박사과정)

● **주요경력**
재활의학과 전문의
스포츠의학분과 전문의
2급 생활스포츠지도사

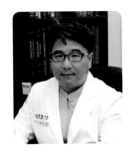

송하헌 M.D., PhD.

● 학력

원광대학교 의과대학 (의학사)
전북대학교 대학원 (의학박사)

● 주요경력

현) 전주 본 병원
전) 원광대학교 의과대학 정형외과 부교수
전) 대한족부족관절학회 평의원 및 개원의 위원장
현) 전북현대모터스FC팀 주치의
현) 대한스포츠의학회 이사

● 저서

족부초음파(진기획) 2013, 족부족관절학 교과서 2010, 2020
대한스포츠의학회 스포츠의학(번역판) 2021
Master technique of Foot and ankle Surgery(번역판) 2007
족부정형외과학(군자출판사) 2005
장해판정기준(대한정형외과학회) 2005

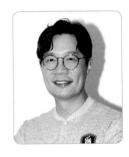

왕준호 M.D., PhD.

● 학력

고려대학교 의과대학 (의학사)
고려대학교 대학원 (의학박사)

● 주요경력

미국 피츠버그대학고 연수
현) 성균관의대 삼성서울병원 정형외과 교수
2019년 폴란드 U20 월드컵축구국가대표 팀닥터
2021년 동경올림픽축구국가대표 팀닥터
대한축구협회 의무위원회 부위원장

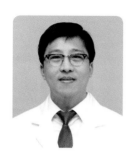

이병훈 M.D., PhD.

● **학력**
한양대학교 의과대학 (의학사)
성균관대학교 대학원 (의학박사)

● **주요경력**
현) 가천의대 정형외과 교수
현) 대한스포츠의학회(KSSM) 국제교류위원
현) 대한정형외과스포츠의학회 학술위원
현) 대한핸드볼협회 국가대표 필드닥터
현) 대한스키협회 국가대표 팀닥터
현) 삼성화재 블루팡스 남자배구팀 주치의

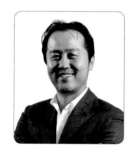

정태석 M.D., PhD.

● **학력**
영국 리버풀존무어스대학 축구생리학 박사 (PhD)
한양대학교 의과대학 의학과 학사/석사 (MD)

● **주요경력**
현) 스피크재활의학과 퍼포먼스센터 원장
현) 대한스포츠의학회(KSSM) 이사
현) 대한축구피지컬코치협회(KFPF) 회장
현) 한국축구과학회(KSSF) 부회장
현) K리그 의무위원
현) 대한축구협회(KFA) 기술발전위원
현) 안산그리너스FC 주치의
전) U20 FIFA WC 국가대표팀 주치의 (8강)
전) 성남FC 주치의

목 차

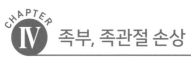

CHAPTER Ⅳ 족부, 족관절 손상

CHAPTER Ⅴ 허리 손상

CHAPTER Ⅵ 영양, 골키퍼 부상, 감염증

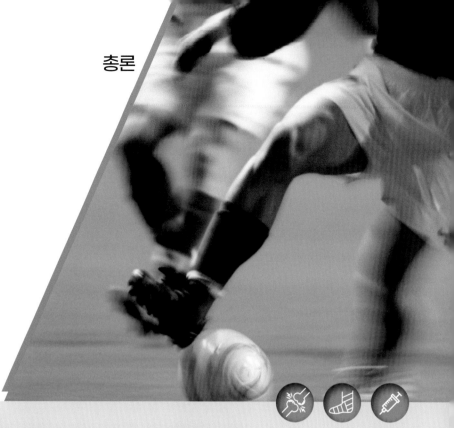

총론

CHAPTER

I

유·청소년 축구선수들의
성장과 운동부하

I

유·청소년 축구선수들의 성장과 운동부하

● 정태석

1 유·청소년 축구선수의 운동부하

축구경기는 볼을 소유한 상태에서의 기술적인 드리블은 물론, 스프린트, 조깅, 방향전환 헤더, 슛, 태클 등과 같은 고강도 활동이 비순환적으로 일어나는 간헐적 운동이다. 유·청소년 축구경기에서도 고강도 활동에 의해 경기 결과가 결정된다는 점은 성인 경기와 유사하다. 경기 중 고강도 활동을 발휘하면서 이를 반복적으로 유지하고, 볼 소유를 지속하기 위해서 경기 중 활동직후 회복능력이 중요하다. 따라서, 경기 중 일어날 수 있는 상황을 성공적으로 수행하기 위한 운동능력을 향상시키기 위해 가능한 한 경기와 유사한 상황에서 기능적인 동작들을 반복하고, 경기와 근접한 운동부하에 도달하기 위한 훈련을 실시한다.

경기 중 운동부하는 팀의 환경적인 조건, 경기력 수준, 포지션 역할, 팀 전술 및 전략, 플레이 스타일에 큰 영향을 받는다. 특히, 유·청소년 축구선수들의 경기 중 운동부하는 선수들의 육성단계에 따라 달라진다. 육성 단계가 높아질수록 선수의 연령이 증가하고, 경기 출전 인원 수도 늘어남은 물론, 훈련장이나 경기장의 크기가 커지기 때문이다. 국내에서도 육성단계에 따라 단계적으로 U10의 경우 5 vs 5-7 vs 7 경기형태로 15-20분 경기, U12의 경우 8 vs 8 경기형태로 40-50분 경기로 진행하다가, U15 단계에서부터 11 vs 11 경기형태로 70-80분 경기로 바뀌고, U18의 경우 11vs11 경기형태로 90분 성인 경기시간 수준까지 점진적으로 늘려서 적용하고 있다. 그러므로 이와 같은 조건에서 운동하는 동안 유·청소년 축구선수들은 각 육성단계에 따른 다양한 수준의 에너지시스템을 동원하는 운동부하를 경험하게 된다.

1) 훈련 중 운동부하

유·청소년기의 훈련 프로그램은 어린 나이일수록 기본적인 기술적인 훈련과 함께, 기능적 신체동작들을 익히고 숙달해나가기 위한 기초훈련을 진행해야 한다. 연령이 증가할수록 경기력 향상을 위해 경기운영에 필요한 전문 팀전술훈련과 함께, 경기 중 상대에 의해 발생하는 상황대처를 위한 부분전술 훈련을 진행한다.

이를 위한 축구훈련은 일반적으로 몇 가지의 원칙에 따라 진행된다. 먼저, 특이성(specificity)의 원리로써, 훈련은 축구종목이 가지는 경기 중 운동부하의 특이성이 운동 프로그램에 포함되어야 한다. 둘째, 개별화(individualization)의 원리로써, 어린 선수들은 성별, 연령, 성숙정도, 훈련경력 등의 차이에 의한 선수들의 능력에 따라 훈련에 대한 반응이 다르기 때문에 개별화된 훈련프로그램이 필요하다. 셋째, 어린 선수들의 경우 기본 동작과 기술 훈련이 되고 나면 훈련 양과 강도를 점진적으로 증가시켜 나가는 점진화(progression) 원리가 적용된다. 이때는 안전하고 효과적인 훈련방법으로 성장기에 적절한 생리적인 훈련적응을 유도할 수 있도록 해야 한다. 하지만 훈련에 의한 적정효과가 나타나기 위해서는 훈련자극은 적응현상(adaptation)을 유발할 수 있는 생리적 한계치까지 부하되어야 한다. 이는 과부하(overloading)의 원리로써, 정상수준 이상에서 운동이 이루어질 때 인체는 효율적으로 근육의 크기 증가, 근력, 파워 및 협응능력 향상, 심폐기능의 향상 등과 같은 훈련적응효과를 나타낸다. 하지만 성장기 선수들의 과부하는 성장상태에 따라 훈련 종류(type), 강도(intensity), 시간(duration), 빈도(frequency), 및 세션 수(times of sessions)가 개별적으로 계획되어야 한다. 이를 통해 선수들에게 전달되는 훈련부하는 정량화(quantification)되고 적정화(optimization)됨으로써 만성적인 과훈련(overtraining)을 피할 수 있다.

전체적인 훈련시간(양)과 훈련빈도는 코칭스타일, 플레이 스타일, 전술, 환경 등을 포함하는 전반적인 축구문화와 기후에 따라 다르다. 유럽의 선진 축구클럽들은 U9-U12 선수들의 경우 하루 90분씩 주당 2-3회, U13-U15 선수들은 하루 90-120분씩 주당 5-7회, U16-U19 선수들은 하루 90-120분씩 주당 5-10회 훈련하는 것으로 보고되었다. 하지만, 최근 대한축구협회에서 국내 유·청소년 축구선수를 대상으로 한 조사에서 U15, U18세 선수들은 대체로 세션당 120분 정도의 훈련을 하루 1-2회씩, 주 5-6회 훈련하는 것으로 보고되었다. 반면 선수들은 주당 1-2일간 휴식시간을 보장 받는 것으로 파악되었다(표 1-1).

표 1-1. FC 바르셀로나(Barcelona) 유스아카데미 훈련시간

연령대별 그룹	훈련 세션	주당 훈련시간	연간 훈련시간
U9-U11	3×1.5hr	4.5hr	180hr
U12-U14	4×1.5hr	6hr	240hr
U15-U17	5×1.5hr	7.5hr	300hr
U18-U19	5×1.5hr	7.5hr	300hr

표 1-2. FC 아약스(Ajax) 유스아카데미 훈련시간

연령대별 그룹	훈련 세션	주당 훈련시간	연간 훈련시간
U9-U12	3×1.5hr	4.5hr	180hr
U13-U115	7×1.5hr	10.5hr	420hr
U16-U19	10×1.5hr	15hr	420hr

표 1-3. 바이에른 레버쿠젠(Bayern Leverkusen) 유스아카데미 훈련시간

연령대별 그룹	훈련 세션	주당 훈련시간	연간 훈련시간
U9-U11	3×1.5hr	4.5hr	180hr
U12-U16	5×2hr	10hr	400hr
U17-U19	5×2hr + 2×1hr	12hr	480hr

2) 경기 중 운동부하

유·청소년 선수들의 경기 중 운동강도는 평균적으로 최대심박수의 90%에 달할 만큼 고강도 운동에 속한다. 경기력 수준이 높은 선수일수록 생리적인 운동강도가 더 높다. 실제로 영국 및 독일의 U10-U12세 선수들의 경우 8 vs 8 10분 경기에서 평균 심박수가 분당 약 165-170회 정도로 측정되었고, 후반전에 평균 심박수가 약 분당 10회 정도 더 높은 것으로 측정되었다. 그만큼 축구경기는 심폐순환계에 강한 자극으로 작용된다.

경기 중 총 이동거리는 6-10 km로, 연령이 높아질수록 더 많은 거리를 뛴다. 이중 약 20 km/h 스피드를 기준으로 한 고강도성 활동거리는 연령이 많아질수록 증가한다. 하지만 고강도성 할동 정의를 위한 속도기준을 선수에 따리 개별적으로 적용할 경우 반대현상을 보인다. 즉, 선수 개인 최대스피드의 60% 이상을 고강도성 스피드라고 정의할 경우 그 활동거리는 연령에 반비례하면서 감소한다. 결국, 나이가 어린 선수일수록 경기 중 고강도 활동 부하에 상대적으로 더 노출된

다. 또한 경기 중 신체적 활동거리는 사용하는 운동장 크기와 선수 수에도 영향을 받는다. 예를 들어, 동일한 수의 선수가 경기를 한다면 더 큰 면적의 운동장에서, 동일한 면적의 운동장에서 경기를 하는 경우에는 참가 선수들의 수가 적을수록 더 많은 고강도성 활동거리와 전체 이동거리를 커버하는 등 더 큰 운동부하를 유발한다.

경기 중 부상이 훈련 중 부상보다 더 높은 발생률을 보이기 때문에 경기출전 자체가 하나의 위험요인으로 작용할 수 있다. 즉, 유·청소년 선수들이 경기 중 겪는 반복적인 고강도 활동에 의해 잠재적으로 부상 위험이 높아 진다. 최근 대한축구협회에서 국내 유·청소년 축구선수를 대상으로 한 조사에서 U15, U18세 선수들은 각각 평균 12회, 10회 가량 주말리그 경기에 출전하고, 연 1-2회 조별리그 후 토너먼트 형식으로 치러지는 대회에 참가하는 것으로 보고되었다. 이외에도, U15, U18 선수들은 모두 약 주 1-2회 연습경기에 참가하고 있어서 연간 약 40-50 경기에 치르는 것으로 추정된다. 따라서 유럽선수들에 비해 훈련 시간과 빈도가 더 높은 국내 유·청소년 선수들은 경기 출전 수 조절로 부상위험을 관리할 필요가 있다.

2 축구선수들의 성장과 발달

인체의 각 부위는 출생 이후 양적, 질적 변화 과정을 거쳐 성인의 모습을 갖추게 되고, 이를 성장과 발달의 과정이라고 일컫는다. 그 중 성장(growth)은 키, 몸무게, 근육량 등의 신체의 크기와 무게 등 양적인 변화를 나타낸다. 발달(development)은 근력, 지구력, 스피드 등과 같은 신체적인 능력의 질적인 변화에 해당한다. 이와 같은 양적, 질적인 변화가 성인수준으로 변화해 가는 것을 성숙(maturation)이라 이른다.

1) 유·청소년 축구선수의 성장

(1) 일반성장곡선 및 성장속도 곡선

일반적으로 유·청소년의 인체는 S자 곡선형태로 진행된다. 즉, 출생 후 유아기에 1차 급성장기(growth spurt)를 지나 사춘기에 2차 급성장 과정을 거친다. 이 과정 중에 신경계는 7세까지 대부분의 성장이 일어난다. 10세 경에 성인의 90% 이상 수준에 도달 후 12-13세부터 성장이 둔화된다. 반면, 남성호르몬 분비를 담당하는 생식기계는 출생 후 최소한의 성장을 거치다가 사춘기에 급격한 변화를 나타낸다. 면역기능을 담당하는 임파계는 유아기부터 성장하기 시작해서 약 11세 때 성인의 약 200% 수준에 이르는 과성장 상태에 도달한 후 점차 성인 수준으로 감소하게 된다. 유·청소년기에 과성장된 임파계로 인해 편도와 임파선이 쉽게 붓고 고열이 나는 등 면역체계를 민감하게 만든다(그림 1-1).

키의 성장속도는 약 9세때까지 남녀 차이가 없다. 여자의 경우 이후부터 남자에 비해 상대적으로 급격히 빠른 속도로 성장하기 시작해 약 11세 경에 최대성장속도점(Peak Height Velocity, PHV)에 도달한 후 점차 성장속도가 둔화된다. 일반적으로 여자는 초경 후에는 5 cm 이내에서 성장하게 된다. 이에 비해 남자는 약 11세 경에 비로소 성장에 속도를 내기 시작해서 약 13-14세에 PHV에 도달하고, 이때부터 평균적으로 같은 또래의 여아에 비해 큰 키를 가지게 된다. 대게 남자는 PHV를 지나 감속 성장기를 지나 약 16세를 전후해서 성장이 완료되지만, 20대 초반까지 지속적으로 성장하기도 한다(그림 1-2).

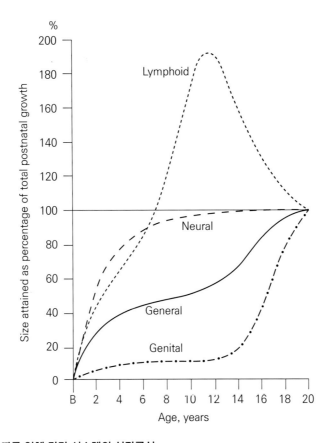

그림 1-1. **연령에 따른 인체 각각 시스템의 성장곡선**

사춘기 전후 성장기 선수들을 지도하는 코치 입장에서 선수들의 성장변동에 맞는 훈련 프로그램의 구성과 전달이 필요하다. 선수들이 언제 성장이 가속되고, 성장속도가 얼마나 될 지는 개별적인 특성이 강하지만, 이들의 성장패턴이 보통(average) 성장형, 조기(early) 성장형, 지연(late) 성장형 중 어디에 속하는 지 감별하는 것이 중요하다. 이를 위해 왼쪽 손목을 X-ray로 촬영 후 뼈 나이(골 연령)를 측정하는 방법이 유용하게 사용되지만 방사선 노출 위험이 따른다. 남자의 경우 고환의 크기를 측정을 이용하기도 하는데, 윤리적인 문제와 기술적인 어려움이 있다. 또 신장, 체중, 다리의 길이 등을 측정하고 추정 공식에 적용하면 최대성장속도점(PHV)도달 연령과 현재 성장 상태를 PHV 전, 후 시기로 표현 가능하고, 성인 예측키를 얻을 수 있다. 외형적인 성장 상태는 엘리트 스포츠에서 선수 선발과정에 영향을 미치고, 지도자들 역시 조기 성장형 선수들을 선호하는 것으로 알려졌다.

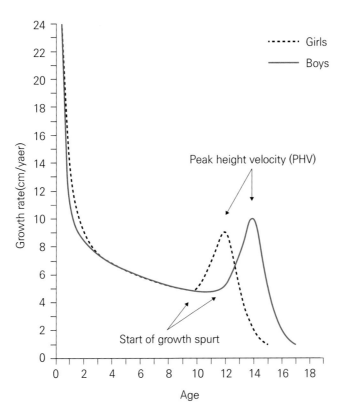

그림 1-2. 남, 녀 연령에 따른 성장속도(Cm/yr) 곡선과 최대성장점(PHV, peak height velocity)

(2) 근골격계의 성장

인체의 근육과 골격의 성장은 성장호르몬과 남성호르몬 분비와 관련이 있다. 근육은 남성호르몬이 급격히 분비되는 사춘기 시작과 함께 성장한다. 이 시기에 근육내 근섬유 수 및 크기가 증가하면서 단면적이 커지고, 양도 늘어난다. 아동기에서 성인기까지 체중에 대한 근육양이 차지하는 상대적인 비율은 남자의 경우 40%에서 50% 정도까지 증가하지만, 여자의 경우 40% 정도까지 증가한다. 반면, 뼈는 성장호르몬의 영향으로 근육보다 상대적으로 일찍 성장한다. 사춘기 동안 최대성장점을 전후로 성장속도가 빨라지면서 뼈 조직은 주변의 근육과 힘줄 등과 같은 연부 조직보다 더 빠르게 크기 때문에 골격과 근육 성장속도의 불일치가 발생한다. 이 시기에 남자 선수들의 경우 운동부하가 늘어나면 연부조직의 긴장도가 함께 증가하기 때문에 힘줄의 뼈부착 부위에 장력이 증가하게 되면서 유연성이 감소한다. 반면, 여자 선수들의 경우 여성 호르몬의 증가로 유연성이 증가한다.

2) 유·청소년 축구선수의 체력발달

유·청소년 축구선수들의 심폐지구력은 성장과 훈련에 의한 복합효과 혹은 단독효과에 의해 향상될 수 있다. 유년기에는 성인에 비해 상대적으로 미토콘드리아의 밀도가 높고 유산소 효소 활동이 높다. 유산소성 파워 지표인 최대산소섭취량은 성장기 동안 체질량 증가에 따른 자연적인 변화를 보인다. 최대산소섭취량은 남자의 경우 성장에 따라 17세 정도까지 지속적으로 증가한 후 정체기에 이른다. 반면 여자의 경우도 성장에 따라 자연 증가하다가 14-15세 경에 정체기에 이른 후에 점차 감소하는 추세를 보인다.

유산소성 지구력훈련을 통해 근육 내에서는 미토콘드리아의 밀도와 기능이 증가하고, 탄수화물의 산화능력과 지방 이용률, 대사능력이 향상된다. 최대산소섭취량 역시 훈련을 주기적으로 받는 엘리트 축구선수는 훈련을 하지 않는 또래와 비교했을 때 더 높다. 하지만, 유·청소년기에는 지구력 훈련에 대한 유산소성 대사현상과 적응현상은 특이성이 크지는 않다. 이는 사춘기 이전에 성장호르몬과 남성호르몬 농도가 낮기 때문이다. 따라서 유년기에도 지구력훈련은 좌심실 용적과 심실벽의 두께가 증가, 분당 심박출량과 1회성 심박출량 향상, 말초혈관 저항성 감소 등의 심혈관계의 변화를 유도하지만 변화정도는 성인과 달리 크지 않다. 또한, 훈련에 의한 혈장과 혈색소의 증가도 성인에 비해 변화가 크지 않고 안정적으로 유지된다. 훈련효과에 의해 안정기 심박수나 최대하 심박수는 감소하지만, 최대 심박수는 성인과 유사하게 변화하지 않는다. 이와 같은 유산소 훈련에 대한 성인과 적응현상의 차이는 사춘기 이후에 사라지게 된다. 따라서 유·청소년기에는 게임형태의 훈련을 포함한 흥미와 기술관련 위주의 운동프로그램을 계획하고, 효율성이 떨어지는 과도한 전문적인 유산소성 지구력 훈련을 피해야 한다.

축구선수에게 근력과 파워, 스피드는 경기력과 직결되는 체력요소들이다. 신경계의 발달과 근섬유 분포는 출생이후 급격히 성숙되기 때문에, 유년기에서 초기 사춘기까지의 근력은 운동패턴의 효율성에 의해 좌우된다. 사춘기 때까지는 남녀 간 큰 차이가 없이 성장에 의해 지속적으로 근력과 파워가 증가하는 패턴을 보인다. 어린 연령에서는 상대적으로 높은 빈도로 짧고 폭발적인 고강도 활동을 하기 때문에 속근섬유의 비율이 성인에 비해 높다. 이 시기의 축구관련 훈련은 근육과 신경계의 협응능력(코디네이션)을 향상시키고, 이로 인해 근력과 파워, 스피드가 향상된다. 반면, 남자의 경우 사춘기부터 성인까지의 근력과 파워는 남성호르몬의 영향으로 강화된다. 사춘기 이후의 남성호르몬 증가는 근육양을 증가시켜 근력과 파워 향상이 가속된다. 여자의 경우 사춘기 이후 15세경까지 근력과 파워가 증가하다가 이후 정체기에 이른다. 하지만 이 시기의 저항성 훈련은 남녀 선수 모두에게서 근력과 파워를 향상시킬 수 있다. 파워는 점프를 포함한 플라이오매트릭 훈련프로그램으로 향상된다.

관절과 관절주변부의 운동가동범위로 정의되는 유연성의 경우 성장에 따른 남녀 발달의 차이를 보인다. 남자의 경우 유연성은 출생 후부터 5-8세까지 안정적으로 유지되다가 11세경에 최저점에 도달하고, 이후부터 18세까지 점차 향상된다. 반면, 여자의 경우 유연성이 5-11세까지 안정적으로 유지되다가 이후부터 14세까지 급격히 증가한다.

3) 상대연령효과

상대연령효과는 동일한 연령대 그룹에서 선수들의 출생 일이 빠를수록 상대적으로 지능적, 심리적, 생리적인 우위를 갖게 되는 현상이다. 조기에 출생한 선수들의 경우 상대적으로 자신감이 높고, 자율적이며, 높은 동기부여와 인지력에 의해 학습능력에도 영향을 미치기 때문에 상대적인 운동수행능력 수준이 높은 경향이 있다. 유럽에서뿐만 아니라 국내 엘리트 축구선수들의 경우 1사분기 출생한 선수들이 상대적으로 많은 비중을 차지한다(그림 1-3). 상대연령효과의 정도는 어린 연령대 선수 그룹에서 두드러지며, 나이가 들수록 감소하는 경향을 보인다.

지도자들은 선수들의 연령에 따른 성장과 함께 체력의 발달 상태에 관심을 가진다. 어린 선수들의 신체적 운동수행능력은 성별, 생물학적 연령과 성장단계 등에 의존하기 때문에 개별적인 성장과 발달 및 성숙도에 대한 이해는 매우 중요하다. 즉, 체력의 질적 발달과 양적 성장은 어린

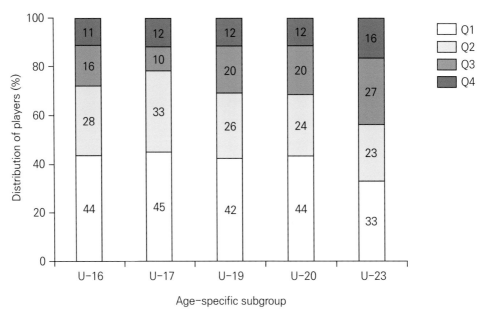

그림 1-3. 각 연령대별 한국 축구 국가대표선수들의 상대연령 효과: 출생 분기별 분포

선수들의 재능발굴과 육성단계에서 기술적인 면과 함께 중요하게 평가되기 때문이다. 체력적인 발달은 성장속도(growth velocity)와 연관성이 높다. 근력, 스피드, 지구력, 민첩성, 파워 등을 포함한 대부분 체력요인들의 발달속도는 최대성장점(PHV)에서 최대가 되기 때문에 신장과 체중의 조기성장패턴을 가지는 선수들은 평균, 혹은 지연성장 선수들에 비해 체력적으로 우위에 있을 확률이 높다. 따라서 상대적으로 체격적 혹은 체력적 우위를 가지는 조기성장 선수들은 육성단계에서 지도자들의 선택에 의해 선발될 확률이 높고, 이에 따라 보다 많은 훈련과 경기출전 기회를 얻게 된다. 하지만 조기성장 선수들은 소속팀 내에서 의존도가 높아질수록 훈련과 경기 노출시간이 과도하게 많아지고, 이로 인한 피로누적과 불충분한 회복은 과도한 신체적인 부하로 이어져 더 높은 부상위험에 노출되기도 한다. 반면, 지연성장 선수들의 경우 육성단계에서 선택적으로 제외될 가능성이 높기 때문에 성장패턴에 따른 유·청소년 선수들의 육성관리 전략이 필요하다.

4) 성장에 따른 적정 훈련능력

유·청소년기의 훈련 프로그램은 선수들의 연령, 신체 성숙도, 발달단계 및 기술적인 능력에 따라 달라진다. 따라서 훈련은 각 연령대 및 육성단계에 적절한 우선순위에 따라 구성되어야 한다. 예를 들어, Balyi and Hamilton (1999)은 장기선수육성모델(Long-term athelete develop-ment model, LTADM)에서 선수육성단계별로 명확한 목적을 제시하였다. 즉, 육성연령에 따라 기초훈련기(fundamental, 5-11세), 훈련을 위한 훈련기(training to train, 11-14세), 경쟁을 위한 훈련기(training to compete, 14-16세), 승리를 위한 훈련기(training to win, 16-18세)로 나눠 훈련프로그램을 위한 가이드라인을 제시하였다. LTADM 모델은 주로 수영이나 체조 같은 조기 전문화가 필요한 스포츠종목들을 염두에 둔 가이드라인이지만, 축구훈련 역시 성장기에 따라 점진적으로 강도와 양을 늘려가면서 '재미' 위주의 기초단계에서 과학적, 의학적, 직업적으로 고도화된 심화단계로 적용시키는 모델로 적용시킬 수 있다. Mero 등(1990)은 연령에 따른 체력훈련 적응 '민감시기(sensitive period)에 따라 특정 체력을 타겟으로 훈련하는 모델을 제안했다. 즉, 5-15세경에는 육성단계에서는 기본기술, 유연성, 보폭수 훈련에 민감한 시기이고, 사춘기 급성장기 즈음에는 보폭길이, 근력, 유산소 지구력, 무산소 지구력에 민감한 육성단계에 해당한다(그림 1-4). Arbeit (1998)는 축구와 같은 공격적인 경기에서 차이를 만들기 위해 스피드 훈련의 중요성을 강조하고, 특징적이고 점진적인 4단계로 구분했다. 각 단계는 LTADM과 유사하게 기초에

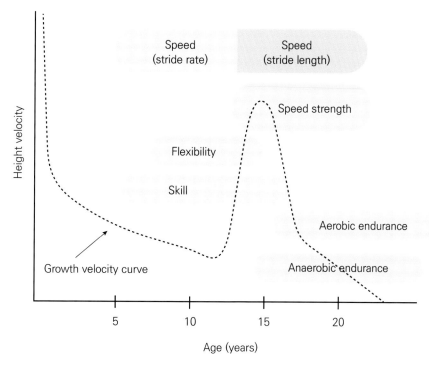

그림 1-4. 연령과 성장속도에 따른 체력요소 훈련 중요도

서 전문적인 과정으로 점진적으로 진행해가는 훈련 프로그램이지만, 단순연령보다는 성장에 다른 성숙단계를 강조하고 있다.

 ## 유·청소년 축구선수들의 부상

1) 유·청소년 부상발생 모델

성장(growth)은 신장과 몸무게 등을 포함한 신체적 크기의 변화를 의미하고, 일정 기간동안의 변화를 성장률(growth rate)로 표현된다. 성장속도가 빨라지는 급성장기에는 일시적으로 골밀도가 감소하고 근육부착부위에 장력이 증가한다. 뿐만 아니라 이시기에 골격과 근육, 힘줄 등의 성장률의 부조화는 신경근조절능력의 감소와 유연성의 감소로 이어져 협응능력이 저하된다. 따라서 급성장 시기에서 성장속도는 위험요인으로 작용한다. Bult 등은 최대성장점(PHV) 직후 6개월 간, 혹은 U15 시기에 부상발생률이 상대적으로 높은 것으로 보고하였고, van der Sluis 등과 Materne 등은 PHV 전과 후 약 6개월-1년 동안 상대적으로 부상위험이 증가하는 것으로 보고하였다.

성숙도(maturation)는 X-ray 등을 이용한 골연령 측정과 Tanner stage에 따른 이차성징 발현정도로 측정되고, 근골격계를 포함한 신체의 성숙단계를 나타낸다. 성숙이 진행되는 사춘기 전후 시기에 뼈, 연골, 골단은 미성숙 상태로 존재하고, 생물학적 연령과 역연령과의 차이를 보일수 있다. 유·청소년기 축구선수들의 근골격계의 성숙상태 역시 부상 위험요인으로 작용한다. 뼈와 물렁뼈(연골), 골단 등의 구조는 신체 부위에 따라 성숙시점에 차이가 있고, 미성숙 단계에서 지속적으로 과부하에 노출되면서 자극될 때 부상위험이 증가한다. 예를 들어, 발뒤꿈치 종골의 성숙은 다리나 골반, 척추 뼈와 다른 시점에 발생하기 때문에 세브씨질환(Severe's disease)은 오스굿-슐라터병(Osgood-Schlatter's disease)보다 이른 나이에 발생한다. 성숙정도에 따라서도 부상패턴의 차이를 보인다. 카타르 선수들의 경우 지연성숙 패턴을 보이는 선수들의 경우 발과 발목 및 하지 부상이 조기성숙 선수들보다 많다고 보고되었다. 프랑스 선수들에게서는 골연골성질환(osteochondral disorder)은 지연성숙 선수들에게 더 많이 발생하고, 힘줄병증은 조기성장 선수들에게 더 호발하는 것으로 보고되기도 했다. 미국 육상선수의 경우 피로골절 경험이 있는 선수들이 더 늦게 초경을 시작했다고 보고되었다.

2) 유·청소년 부상발생 패턴

유·청소년기 축구선수들의 부상 위험성은 성인 선수들에 비해 낮다. 하지만 발생률은 유년기에서 청소년기까지 연령이 증가할수록 높아지는 경향을 보이다가, 골격이 성숙해지는 17-19세에 이르면 성인선수들과 유사해진다. 이 시기 남녀 선수의 부상발생 위험은 비슷하다.

유·청소년기 축구선수 부상중 60-90%는 외상성으로 발생하고, 10-40%는 과사용 손상으로 보고되었다. 전체 부상 중 60-90%는 발목, 무릎, 허벅지 등을 포함한 하지에 해당한다. 경기 중에 상지와 두경부에서 높은 부상 발생빈도를 보인다. 가장 흔한 부상유형은 근육손상, 인대염좌, 타박상 등이었다. 경기 중에는 골절과 타박상, 뇌진탕과 같은 외상 위험성이 훈련 때보다 높았고, 특히 골절은 15세 이하의 어린 연령에서 더 많이 발생하였다. 부상으로 인한 평균 훈련결손일은 약 15일 정도 였다. 전체 부상 중 약 50%는 1주 이하에서 훈련결손을 유발하는 경증이었고, 1/3 정도 부상은 1-4주간 훈련결손을 유발하는 중등도 이었으며, 4주 이상 훈련결손으로 이어진 심각한 부상은 10-15% 정도로 보고되었다.

(1) 유년기 부상발생률

유년기의 전체적인 부상발생은 6-12세 선수들의 경우 1000 노출 시간 당 1.6건으로 보고되었다. 훈련 중에는 7-12세 선수들의 부상 발생률은 1000 노출시간 당 0.6건으로, 경기 중 4.6건보다 낮게 보고되었다.

(2) 청년기 부상발생률

13-16세 축구선수들의 전체 부상발생률은 1000 노출시간당 2.6-4.8건으로 보고되었다. 13-19세 선수들에게서 보고된 훈련 중 부상발생률은 비교적 일정하게 1000 노출시간당 1-5건으로 일정하였고, 경기 중 부상발생률은 1000 노출시간당 11-20건으로 훈련때보다 높게 보고되었다.

(3) 유·청소년기의 과사용 부상발생률과 유병률

최근 Leppänen (2019) 등은 핀란드 9-14세 남녀 선수 733명으로 대상으로 20주간 모니터링한 결과 과사용부상의 전체 발생률은 연인원 100명당 171.8 건으로 보고되었고, 과사용부상의 전체 유병률은 주당 12.8% (남자, 11.5%; 여자, 17.4%)로 나타났다. 과사용부상의 신체부위별 유병률은 무릎 5.7%, 발뒤꿈치 2.6%, 고관절/서혜부 1.1%, 허리 0.8% 순서를 보였다. 특히, 남자선수들의 과사용부상 전체 유병률은 연령이 높을수록 증가하였고 12-14세 연령대에서 무릎, 고관절/서혜부, 허리 부위에서, 9-11세 연령대에서 발 뒤꿈치부위가 상대적으로 유병률이 높았다. 여자선수들의 경우 연령대에 따른 전체유병률의 차이는 없었지만, 12-14세 연령대에서 고관절/서혜부 부위와 허리 부위의 유병률이 상대적으로 높았다.

 4 ## 과사용부상의 발생기전

과사용부상은 명확한 외상의 원인 없이 발생하는 신체부위의 손상이다. 선수들이 높은 훈련과 경기부하를 받는 동안 갑작스런 운동부하의 변화에 노출되면서 과도한 부하, 불충분한 휴식과 부족한 준비 등의 복합적인 이유로 발생한다. 급격한 훈련양의 증가나 장비상태 불량 혹은 비정상적인 인체역학 등과 같은 명확한 이유도 있지만 불편한 훈련환경이나, 근육불균형, 하지 길이차이 등과 같은 다소 모호한 원인들도 있다. 따라서 과사용부상의 임상적 진단을 위해서 훈련과 기술 등과 같은 잠재적 위험요인들의 평가는 물론 부상의 통증 발생시점, 양상 위치 등에 대한 포괄적인 문진이 필요하다. 부상이 있는 해부학적 위치를 정확히 찾기 위해 주의 깊은 이학적 검사가 필요하고 때로는 선수들에게 통증을 유발시키는 특정 동작이나 상황 시범 요청도 필요하다.

1) 과사용부상 유발요인

과사용부상의 유발요인은 크게 외적 요인들(extrinsic factors)과 내재적 요인들(intrinsic factors)로 나눠진다. 외적 요인들은 주로 스포츠 자체의 특이성에 의해 나타나는 반면, 내재적 요인들은 선수들의 개별 특이성에 의해 발현된다. 유발요인들은 수정가능한 인자들(modifiable factors)와 수정불가능한 인자들(non-modifiable factors)로 구분된다.

(1) 외적 요인

외적요인 중 과도한 훈련양과 훈련강도, 급격한 훈련부하의 증가나 훈련방법의 변화, 과도한 피로와 부적절한 휴식, 잘못된 기술 등과 같은 훈련오류는 과사용부상을 유발한다. 딱딱하거나 무른 훈련장 표면과 훈련장의 만곡 등도 유발요인을 작용한다. 또 부적절하거나 낡은 신발, 혹은 부적절한 장비도 과사용부상을 유발하는 외적요인에 해당한다. 이외에도 더위나 추위, 습한 날

씨와 같은 환경조건도 과사용부상을 유발할 수 있고, 부적절한 영양섭취와 심리적 요인도 과사용부상을 초래는 외적 요인에 포함된다. 대부분의 외적 요인들은 수정가능하다.

(2) 내재적 요인

내재적 요인은 하지의 부정렬(편평족, 첨족, 후족내반, 내반슬, 외반슬, 대퇴경부전경사, 경골외회전 등)이나 하지의 길이 차이가 이에 해당한다. 또한, 근육불균형이나 근력약화 등도 과사용부상을 초래할 수 있는 내재적 요인이다. 국소근육비대나 관절가동범위의 제한 등에 의한 유연성 저하도 내재적 요인으로 작용한다. 이외에도 연령, 성별, 체성분 구성이나, 유전적 요인들, 내분비적 요인들, 대사적 조건 등도 과사용부상의 내재적 유발요인에 해당한다. 이들 중 근육불균형이나 근력약화, 유연성 저하 등을 포함한 일부는 수정 가능하지만, 성별이나 선천적인 신체적 조건 등의 일부 요인들은 수정 불가능한 유발요인에 해당한다.

2) 과부하에 따른 근골격계의 반응

골격계(뼈)는 정상 환경에서 저강도의 힘에 반복적으로 노출되면 정상적으로 피로손상이 발생하고 이는 재형성 과정을 통해 회복되면서 균형이 유지된다. 하지만 골격계에 스트레스 수준이 과도하게 높아져 재형성 활동으로 대처할 수 없는 범위까지 도달하면 비정상적인 피로손상이 나타난다. 특히, 뼈에 전달되는 과부하 스트레스는 충격력이 재분배되어 한 곳에 집중적으로 피로가 증가하거나, 근육이 뼈를 견인하는 작용에 의해 발생한다. 이와 같은 기전에 의해 뼈형성을 유발하는 조골세포(osteoblast)보다 파골세포(osteoclast)의 활동이 우세해지면 뼈가 일시적으로 약화된다. 스트레스를 유발하는 신체적 활동이 지속된다면 해면골의 미세골절이 초래되면서 MRI 이미지에서 골부종이 나타난다(stress reaction). 하지만, 파골세포가 조골세포 활동을 초과한 현상이 지속되면 결국 피질골의 단절되면서 피로골절(stress fracture)이 발생한다. 성장 중인 뼈는 반복적으로 지속되는 견인력에 노출되면 골단염(apophysititis)이 발생한다. 강하고 큰 힘줄이 부착되는 무릎과 발뒤꿈치에서 흔하다. 슬개건 부착부위인 경골과에 발생하는 오스굿─슐라터병(Osgood─Schlatter's disease)과 아킬레스건 부착부위 종골에 발생하는 세브씨질환(Sever's disease)이 대표적이다.

관절연골(articular cartilage)은 지속적으로 압력을 받으면 미세한 염증변화에서 시작해서 연화, 섬유화 현상, 갈라짐 등을 지나 육안적인 변화를 보이는 연골연화증이 발생한다. 주로 무릎 관절면을 이루는 슬개골과 대퇴과, 발목 관절의 거골에 흔히 발생한다.

관절(joint) 자체도 과사용에 의해 염증반응을 보인다. 활액막염(synovitis)나 피막염 혹은 관절낭염(capsulitis) 형태로 나타난다. 또, 주변 구조물들과의 충돌에 의한 염증반응을 보이기도 한다. 어깨관절, 고관절, 무릎관절, 발목관절 등 모든 관절에서 발생가능하다.

근육의 조직은 다양한 과사용 현상을 나타낸다. 주로 근력과 근육길이 차이를 보이는 근육 불균형 현상(muscle imbalance)으로 인한 기능이상을 초래하기도 하고 근력약화, 근육과 근막 유연성의 저하, 근지구력 저하 등으로 인해 운동수행능력에 영향을 미친다. 또한, 과사용으로 인한 근육의 피로는 햄스트링, 대퇴사두근, 내전근, 종아리 근육 등의 간접손상(파열)로 이어지기도 한다. 반복적인 미세 근육파열은 국소적인 조직 비후나 섬유화를 초래하기도 한다.

힘줄(tendon)은 장력과 압력의 과부하에 지속적으로 노출되면 힘줄세포의 퇴행과 증식, 콜라겐섬유의 파열과 비콜라겐 기질의 증가 등과 같은 비효율적인 치유반응을 나타낸다. 힘줄의 자체의 치유반응의 실패로 인해 통증과 부종이 발생하고, 결국 운동 중 부하에 대한 내성과 기능이 감소하는 힘줄병증(tendinopathy)으로 나타난다. 힘줄에 비해 인대(ligament)의 과사용부상은 흔하지 않지만 성장기에 염좌가 반복되면 이완(laxity)의 형태로 나타나기도 한다.

⑤ 요약

■ 유·청소년 축구경기는 성인 경기에서와 마찬가지로 고강도 활동에 의해 경기 결과가 결정된다. 경기 중 필요한 운동부하를 극복하기 위해 각 육성단계에 따른 다양한 수준의 훈련 프로그램을 경험하게 된다. 미성숙한 근골격계에 나타나는 과사용부상은 육성과정 중에 반복적인 고강도 훈련과 많은 훈련 양으로 인한 지나친 훈련부하에 의해 발생하기 때문에 지도자의 세심한 관리가 필요하다. 특히, 축구선수들의 과사용부상은 성장과 발달 과정에 따라 다른 패턴을 보일 수 있다. 어린 축구선수들이 과부하에 노출되면 주로 허리를 포함해 골반, 고관절, 무릎, 발목과 발 등과 같은 해부학적 위치에 상대적으로 많은 과사용부상을 입는다. 과부하에 지속적으로 노출된 인체의 뼈, 물렁뼈, 근육, 힘줄 및 인대 등의 근골격계 조직은 각각 특징적인 형태의 과사용부상으로 나타난다. 이와 같은 과사용부상은 성장기 축구선수들에게서 발생하는 전체 부상 차지하는 비중이 크기 때문에 조기 발견과 치료는 물론, 예방이 매우 중요하다.

참고문헌

1. 정태석, 김미정, 이경우, 백종석. 유청소년 축구선수 부상관리현황 조사 및 관리방안. KFA SMRT 유소년 축구 활성화 보고서 2017.

2. Aicale R, Tarantino D, Maffulli N .Overuse injuries in sports: a comprehensive overview. J Orthop Surg and Res 2018;13, 309. https://doi.org/10.1186/s13018-018-1017-5

3. Balyi I and Hamilton, A.E . Long-term athlete development. The FUNdamental StageTM : Part One. Sports Coach 1999;23:10-13.

4. Brukner P, Bahr R, Blair S, Cook J, Crossley K, McConnel J, McCrory P, Noakes T, Khan K. Sports injuries: overuse. In: Brukner & Khan's Clinical Sports Medicine (4th ed). Seoul: McGrow Hill;2012.P25-40.

5. Bult H, Barendrecht M, Talk I. Injury risk and injury burden are related to age group and peak height velocity among talented male youth soccer players. Orthop J Sports Med 2018; 6(12):2325967118811042. doi: 10.1177/2325967118811042

6. Faude O, Rossler R, Junge A. Football injuries in children and adolescent players: are there clues for 13;prevention? Sports Med 2013; 43:819-837.

7. Fourchet F, Dolan MG, Horobeanu C, Loepelt H, Taiar R, Millet GP. Foot, ankle, and lower leg injuries in young male track and field athletes. Int J Athl Ther Train 2011;16(3):19-23.

8. Froholdt A, Olsen OE, Bahr R. Low risk of injuries among children playing organized soccer: a prospective cohort study. Am J Sports Med 2009;37:1155-1160.

9. Jeong TS, Bang SY, Park S, Lee YS, Kim YR, Kim YS. Relative age effects in Korean football: Analysis of age-specific international teams. Korean J Sports Med 2019;37(3): 94-100.

10. Le Gall F, Carling C, Reilly T. Biological maturity and injury in elite youth football. Scand J Med Sci Sports 2007;17(5):564-572.

11. Leppänen M, Pasanen K, Clarsen B, Kannus P, Bahr R, Parkkari J, Haapasalo H, Vasankari T. Overuse injuries are prevalent in children's competitive football: a prospective study using the OSTRC Overuse Injury Questionnaire. British Journal of Sports Medicine 2019; 53:165- 171.

12. Materne O, Faooq A, Johnson A, Greig M, McNaughton L. Relationship between injuires and somatic maturation in highly trained youth soccer players. In: Favero T, Drust B, Dawson B, eds. International Research in Science and Soccer II. Abingdon: Routledge; 2016; p182-192.

13. Mero A, Vuorimaa T and Hakkinen K . Training in children andadolescents. Jyvaskyla, Finland: Gummerus, Kirjapaino, Oy. 1990.

14. Philippaerts R, Vaeyens R, Janssens M, Van Renterghem B, Matthys D, Craen R, Vrijens JBJ, Beunen G, Malina R. The relationship between peak height velocity and physical performancein

youth soccer players. J Sports Science 2006;24(3):221–230.

15. Rossler R, Junge A, chomiak J, Dvorak J, Faude O. Soccer injuries in player aged 7 to 12 year: a descriptive epidemiological study over 2 seasons. Am J Sports Med 2015;44:309–317.

16. Tenforde AS, Sayres LC, McCurdy ML, Sainani KL, Fredericson M. Identifying sex–specific risk factors for stress fractures in adolescent runners. Med Sci Sports Exerc 2013;45(10):1843–1851.

17. van der Sluis A, Elferink–Gemser MT, Coelho–e–Silva MJ, Nijboer JA, Brink MS, Visscher C. Sport Injuries Aligned to Peak Height Velocity in Talented Pubertal Soccer Players. Int J Sports Med 2014;35(04): 351–355.

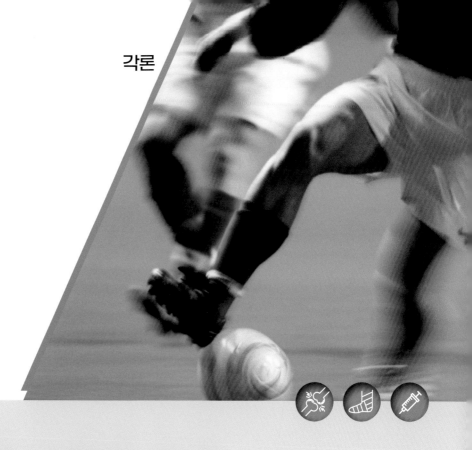

CHAPTER

II

고관절 및 서혜부 손상

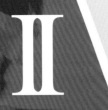
Ⅱ 고관절 및 서혜부 손상

● 송하헌

① 고관절 및 서혜부 손상의 총론

1) 고관절 및 서혜부 손상(Groin injury)의 특징 및 분류

고관절과 서혜부의 통증은 스포츠 의학에서 흔한 손상이다. 축구와 같이 몸통을 갑자기 회전하는 스포츠종목이나 공을 차는 동작 등으로 인하여 부상이 발생한다. 서혜부 손상은 모든 부상의 8-18%를 차지하며, 축구 경기 1,000시간 동안 0.4-1.3개의 손상이 발생하는 것으로 알려져 있다. 한 시즌 동안 진단된 사타구니 부상의 39%가 급성 손상이라는 덴마크 그룹의 연구 보고도 있다. 서혜부 손상은 역사적으로 진단과 치료가 매우 어려웠다. 진단명이 너무 다양하였고 또한 그에 따른 치료방법들도 매우 다양하게 시행되어져 왔었다. 따라서 축구 선수들의 서혜부 손상을 기술하는데도 마찬가지로 유사한 진단 용어들이 복잡하게 사용되어져 왔다. 그러나 이 부분을 명확히 하기 위해 2014년에 운동선수의 서혜부 부상에 대한 세계 학회가 개최되어, 복잡한 진단과 용어들이 새롭고 간단하게 정리되었다.

2) 고관절 및 서혜부 해부학

대부분의 경우 서혜부 손상은 적절한 재활 치료와 비수술적 치료로 관리된다. 그러나 일부 상황에서는 수술적 치료가 필요할 수 있다. 서혜부의 통증은 생각보다 복잡한 질환이다. 서혜부는 많은 근육-건의 부착 부위이며 골반의 역학적 안정화에 중요한 역할을 한다. 안정화에 기여하는 근육에는 복근, 내전근, 장요근 등이 있으며, 복직근의 외측에 있는 표재성 서혜륜은 서혜

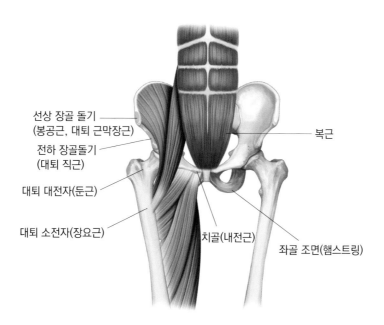

선상 장골 돌기
(봉공근, 대퇴 근막장근)

전하 장골돌기
(대퇴 직근)

대퇴 대전자(둔근)

대퇴 소전자(장요근)

복근

치골(내전근)

좌골 조면(햄스트링)

그림 2-1. **서혜부의 해부학적 구조.** 많은 근육-건의 부착 부위이며 골반의 역학적 안정화에 중요한 역할을 한다

부 탈장을 예방하는 기능을 한다. 통증은 주로 이러한 해부학적 구조물에서 발생하며 일반적으로 서혜부 통증을 호소하게 된다. 급성기에는 자세한 문진과 진찰로 진단이 되는 경우가 많다. 그러나 적절한 치료를 하지 못해 만성 통증으로 진행된다면 진단과 치료에 어려움이 많고, 치료에 잘 반응하지 않게 되어 결국 경기력 회복에 많은 어려움이 발생하게 된다. 서혜부 손상은 여전히 많은 부분들이 정확하게 알려져 있지 않기 때문에 지속적인 연구가 필요하다(그림 2-1).

② 서혜부 과사용 손상(Groin overuse Injury)

1) 서혜부 통증의 원인

서혜부 통증과 손상은 갑작스러운 방향전환, 공차기 동작 및 급작스런 가속과 감속 등의 복합적인 동작에서 흔히 발생한다. 현재까지 운동선수의 서혜부 손상에 대한 보편적인 정의나 분류가 없는 상태이고 손상의 본질에 대한 보고도 많지 않아서, 전문 스포츠 문헌에 보고된 손상을 참조하는 실태이다. 여러 문헌을 고찰해 보면 서혜부의 과거 손상 기왕력, 내전근과 외전근 근력의 차이, 시즌 전 훈련의 부족, 코어 근육의 약화, 고관절 외회전의 감소, 장요근의 촉진시 통증

표 2-1. 만성 서혜부 통증에 나타나는 4가지 임상소견

임상소견	병리적 요소
내전근 관련	장내전근 건손상, 부착부 병증, 신경근막
장요근 관련	장요근 건병증, 신경근막 경직, 요추이상
복벽 관련	후방 서혜부 복벽 약화, 결합 건 열상, 외복사근 건막 열상
치골 스트레스 관련	치골 스트레스 반응, 스트레스 골절

등은 손상의 위험을 증가시키는 위험요인으로 생각되고 있다. 또한 급성 서혜부 손상은 빠른 회복을 보이나 이때 생역학적 부하의 변화가 발생하기 때문에 충분한 휴식을 하지 않고 조기 복귀하거나 불충분한 재활은 재발의 위험을 매우 증가시킨다(표 2-1).

2) 서혜부 통증의 임상적 분류

2014년 카타르 도하에서 14개국의 24명의 전문가들이 모여서, 운동선수의 서혜부 통증에서 사용되는 다양한 용어와 여러 다른 종류들의 진단들이 복잡한 분류체계로 이루어져서 이를 해결하기 위한 모임을 가지고 체계적인 분류를 정리하여 '도하 합의(The Doha Agreement)'를 이루

표 2-2. 운동 선수에서 서혜부 통증의 분류 방식

1) 서혜부 통증을 위해 정의된 임상적 분류	1. 내전근 관련 통증(Adductor-related pain) 2. 장요근 관련 통증(Iliopsoas-related pain) 3. 서혜부 관련 통증(Inguinal-related pain) 4. 치골 관련 통증(Pubic-related groin pain)
2) 고관절과 연관된 서혜부 통증	
3) 서혜부 통증의 다른 원인들	

표 2-3. 서혜부 통증을 위해 정의된 임상적 분류

내전근 관련 통증(Adductor-related pain)	내전근 압통과 저항성 내전 검사에 대한 통증.
장요근 관련 통증(Iliopsoas-related pain)	장요근 압통+저항성 고관절 굴곡시 통증 및/또는 고관절 굴곡 스트레칭시 통증.
서혜부 관련 통증(Inguinal-related pain)	서혜관 부위의 통증 및 서혜관 압통. 촉진되는 서혜부 탈장은 없다. 복부 저항 또는 발살바/기침/재채기 할 때 악화.
치골 관련 통증(Pubic-related groin pain)	치골 결합과 바로 인접한 뼈의 국소적 압통. 치골 관련 통증 검사를 위한 특별한 저항 테스트는 없다.

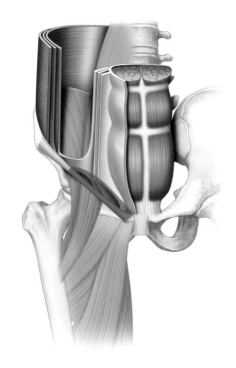

■ Adductor-related groin pain
■ Iliopsoas-related groin pain
■ Inguinal-related groin pain
■ Pubic-related groin in pain

그림 2-2. 서혜부 통증에 대해 정의된 임상적 분류

어 아래와 같이 단순하게 분류하기 시작하였다
(그림 2-2, 표 2-2와 2-3).

(1) 내전근 관련 손상(Adductor longus strains or tendinopathy)

① 증상 및 임상 양상(Symptom and Signs)

내전근 염좌는 장내전근이 가장 많은 손상을 받는다. 급작스러운 스프린트나 방향 전환이나 공차기 후에 잘 발생한다(그림 2-3, 2-4). 급성으로 발생한 경우는 환자는 아픈 부위를 잘 찾아낸다. 일반적으로 치골지에서 1-2 손가락 두께 아래에서 내전근의 근건 이행부위에 통증을 호

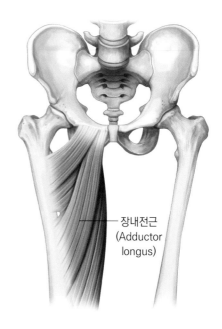

장내전근
(Adductor longus)

그림 2-3. 내전근의 해부학적 구조

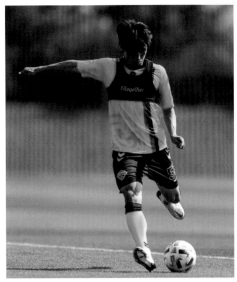
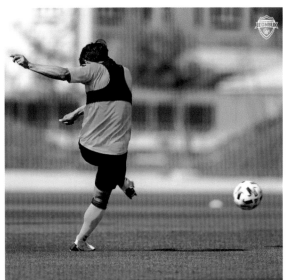
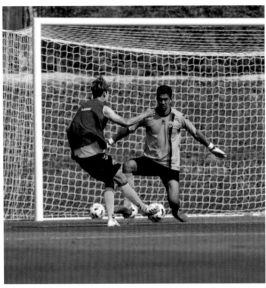
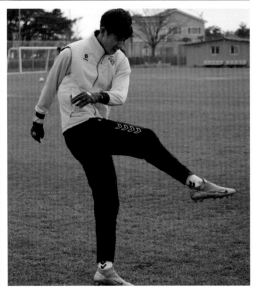

그림 2-4. **여러 형태의 킥 하는 동작들**

소한다. 누르면 아프고, 누운 자세에서 고관절을 굴곡하고 외전 및 외회전 상태에서 잘 촉진된다 (그림 2-5).

이학적 검사로는 Squeeze검사가 있다. 선수를 똑바로 눕게 한 후 무릎을 약간 굽히도록 하고, 검사자의 주먹을 양 무릎에 넣고 양 무릎을 내측으로 쥐어짜도록 요구하면, 내전근 손상이 있다면 통증을 호소하게 된다(그림 2-6).

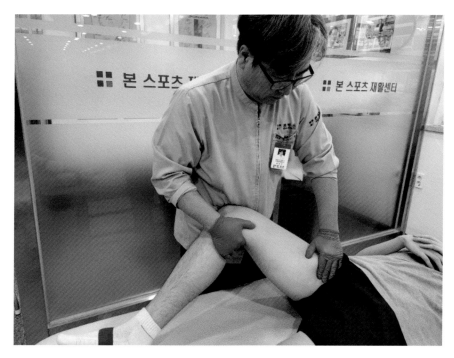

그림 2-5. 내전근 촉진 검사

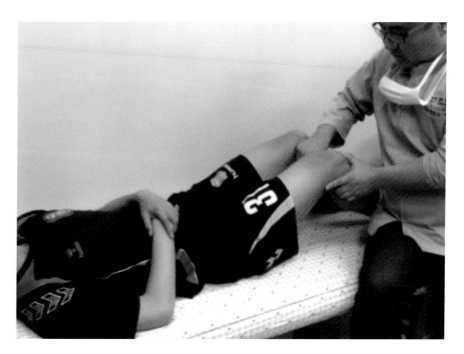

그림 2-6. 내전근 통증을 확인하는 Squeeze 검사

② 초기대응방법 및 위험인자 관리(Early management and modifications of the risk factors)

내전근 염좌는 흔하게 재발한다. 서혜부 통증의 기왕력이 있는 선수들은 손상의 위험이 2배로 증가한다. 처음 손상시 적절하지 못한 재활을 받았거나, 너무 빨리 경기에 복귀하였거나, 동반된 근육 경직이나 코어 근육의 불균형이나 불안정이 있는 경우에 만성적인 통증으로 진행할 수 있다. 급작스러운 방향 전환이나 공차기 동작 후에 서혜부가 긴장되는 느낌이나 경직되거나, 불편감을 호소하거나, 달리는 스피드나 공을 차는 힘이 떨어지면서 통증이 발생한다면 내전근 손상의 경고 신호(warning sign)이므로 즉각적으로 운동의 부하를 줄이고 휴식을 취해야 한다.

③ 부상예방을 위한 실제 방안(Practical tips for injury prevention)

초음파나 MRI 검사에서 여러 가지 손상 소견을 발견할 수 있지만, 통증이 있어도 특별한 소견이 없는 경우도 많다(그림 2-7).

많은 근거 문헌을 토대로 한 치료프로그램을 통해 효과적인 치료가 가능하다. 그러나 치료의 시작은 축구를 잠시 중단하는 것이다. 내전근 근력의 강화를 위한 재활프로그램을 해야 한다. 등척성 운동을 시작으로 구심성 운동과 편심성 운동으로 점차적으로 운동강도를 점증시켜야 한

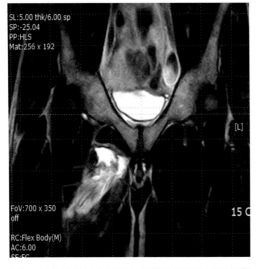 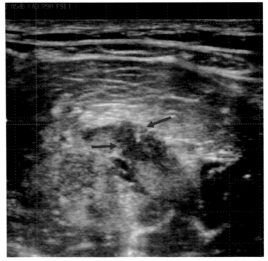

(A) MRI에서 하부 치골지 부근에서 내전근 파열 관찰　(B) 초음파 검사상 내전근 중앙에 저에코 음영 관찰

그림 2-7. 내전근 손상

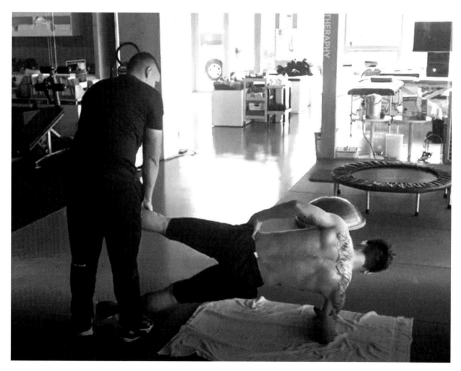

그림 2-8. 코펜하겐(Copenhagen) 내전근 운동을 통한 강화 운동

다. 또한 골반 주변의 근육을 동적인 안정화 훈련을 병행해야 한다. 일반적으로 6-12주 동안의 재활운동 기간이 필요하다.

치료의 5가지 기본원칙

- 반드시 훈련은 통증없이 수행되어야 한다.
- 골반에 부하를 증가시키는 원인을 찾아내고 감소시켜야 한다.
- 요추-골반의 안정성을 개선시켜야 한다.
- 효과가 입증된 재활 프로토콜을 이용하여 국소 근육을 강화시켜야 한다(그림 2-8).
- 주기적인 임상 평가를 기반으로 환자의 활동 수준을 증가시켜야 한다.

(2) 장요근(Iliopsoas) 관련 손상

① 증상 및 임상 양상(Symptom and Signs)

장요근은 고관절의 굴곡과 외회전을 하게 하는 근육이며, 고관절의 가장 강한 굴곡근이다. 주로 공차기 동작에서 급성으로 손상이 발생한다. 공을 차는 동작은 요추의 회전과 고관절의 굴곡이 동반된 비대칭적인 움직임이 필요하다. 그러나 이런 비대칭적인 공차기 동작의 특성이 근육의 불균형과 손상을 초래하며, 서혜부 손상에서 두 번째로 흔한 원인이 된다.

일반적으로 통증은 서혜부의 깊은 곳에서 발생되며, 탄발음을 호소하기도 한다. 그러나 정확한 위치를 표현하지는 못하는 경우가 많다. 통증부위는 서혜부 인대 아래의 근육을 눌러서 만지거나 스트레칭 시킬 때 발생한다. 내전근의 통증과 유사하지만, 의자에서 일어날 때 또는 계단을 오를 때 통증을 호소하게 된다. 이학적 검사는 Thomas 검사를 실시한다. 검사방법은 환자의 다리를 침대에서 떨어뜨린 후에 건측 고관절을 굴곡시키면서 환측을 스트레칭 시키는 자세를 취할 때 환측의 고관절이 굴곡되면 양성이다. 이러한 자세에서는 장요근의 통증과 경직이 잘 확인할 수 있고, 저항을 주면서 고관절을 굴곡하면 통증이 더 심해진다. 경추를 굴곡시키고 무릎을 굴곡시키면 통증은 더욱 악화된다. 양성일 경우 장요근 부위에서의 신경 제한이 있다는 것을 의미한다(그림 2-9).

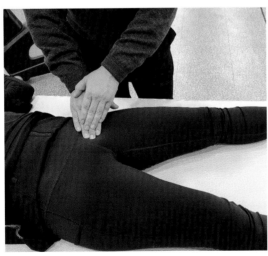

(A) 장요근 촉진 검사

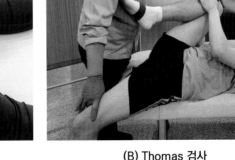

(B) Thomas 검사

그림 2-9. 장요근 검사

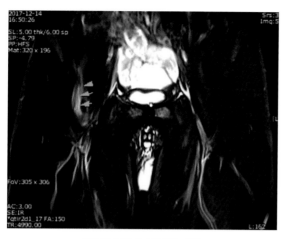

| (A) 장요근의 부분적 파열 | (B) 부종 관찰 |

그림 2-10. 장요근 MRI

② 부상예방을 위한 실제 방안(Practical tips for injury prevention)

근건 문헌에 기반한 치료 프로그램들이 아직 많지 않은 상황이다. 일반적인 치료 원칙은 골반 근육 안정화이며, 만성 내전근 관련된 통증에 상용되는 치료 프로그램을 이용하여 고관절 굴곡 근 운동에 집중하여 재활한다. 장요근의 스트레칭과 고관절의 90도 굴곡의 범위 안에서 장요근 의 편심성 운동을 시행한다. 장요근의 시작부에서 요추−천추간 관절의 가동력을 증가시켜서 통 증을 감소시킬 수 있다. 일반적으로 3주에서 6주의 운동으로 복귀 시간이 필요하다.

(3) 서혜부(Inguinal) 관련 손상

일부 운동선수들은 복근의 상대적 약화로 인해 통증이 유발되기도 한다. 일반인들에서 발생 하는 서혜부 탈장은 축구 선수들에서는 흔하지 않다. 지난 수십 년 동안, 서혜부 탈장과 유사한 다양한 이름들로 이 질환들이 기술되어져 왔다. "footballer's hernia", "Gilmore's groin", "pubal-gia", "sportsman's hernia" "inguinal insufficiency" 등의 많은 용어들이 사용되었으나, 2014년 영 국 맨체스터에서 영국 탈장 협회가 운동선수의 서혜부 손상의 명명법, 정의, 진단, 영상 방식 및 관리에 대한 입장을 정리하여 다원적 합의를 도출하고 합의 상황을 발표하였다. 여러 형태의 이 름으로 불린 스포츠 탈장은 진정한 서혜부 탈장이 아니기 때문에 서혜부 열상(Inguinal Disrup-tion)이란 이름으로 사용하고, 이 질환은 서혜부 인대의 부착부 주변에 긴장 소견과 외복사근 열 상의 가능성으로 국소적 근육 파열과 부종이 발생한다고 합의하였다(그림 2-11). 치료 방법으로

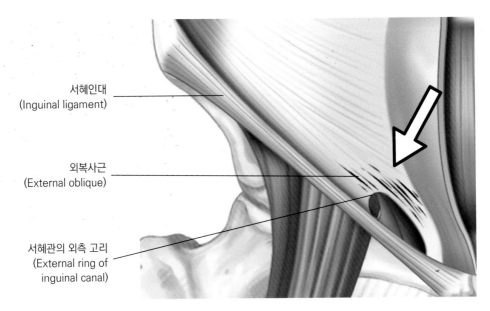

서혜인대
(Inguinal ligament)

외복사근
(External oblique)

서혜관의 외측 고리
(External ring of
inguinal canal)

그림 2-11. 스포츠 탈장이 일어나는 정상 해부학 구조

다양한 방법으로 서혜관의 이상 긴장을 감소시키는 물리치료나, 수술적으로 합성 그물망(mesh) 삽입술이나 직접 봉합을 통해 보강하는 방법 등 여러 학문 분야에 걸친 종합적인 접근 방법들이 있다.

① 스포츠 탈장(Sport hernia), 서혜부 열상(Inguinal Disruption, ID)

i. 증상 및 임상 양상(Symptom and Signs)

통증은 처음에는 동작 직후나 마지막에 발생하나, 악화하면 동작 초기에 발생하게 된다. 일반적으로 사타구니 통증과 하복부 통증을 호소하며, 정확하게는 치골 결절과 서혜관의 외측 링에서 통증이 있다. 방사통은 내전근을 따라 내려가면서 발생하지만, squeeze 검사나 촉진시에 내전근에 통증이 없는 경우도 많다. 통증은 갑작스러운 동작 시 악화되고 기침이나 재채기, 발살바 동작 등 복부 내 압력이 높아질 때 더욱 악화된다. 증상은 운동 시 없다가 강한 동작을 시작할 때 다시 재발하는 경향이 있다.

ii. 초기대응방법 및 위험인자 관리(Early management and modifications of the risk factors)

2개월이상 재활을 하여도 만성적일 통증이 있는 경우는 수술적 치료가 흔한 치료법이다. 가

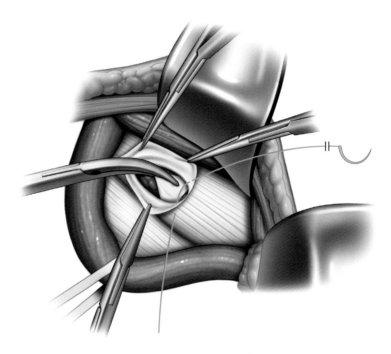

그림 2-12. Mesh 없이 결손된 부분을 봉함하는 최소 봉합 방법

장 흔한 수술은 복횡근 근막이나 다른 구조의 열상을 복원하는 것으로 개복을 하거나 내시경으로 폴리프로필렌 그물망(mesh)을 삽입하여 보강하여 봉합한다. 그러나 축구 선수와 같은 복근의 탄력과 움직임이 많은 경우에는, 이런 수술 후에 음부대퇴신경의 분지에 유착이 발생하거나 손상되어 만성적인 통증과 합병증이 남은 경우가 많이 발생한다. 독일의 Muschaweck은 그물망(mesh)을 사용하지 않고 최소한으로 근육만을 봉합하여 복원술을 한 결과 약 75.8%가 수술 후 4주째 빠른 시간 내에 훈련과 운동으로 복귀할 수 있다고 하였다(그림 2-12).

iii. 부상예방을 위한 실제 방안(Practical tips for injury prevention)

▶ 자가 운동법

근거 문헌에 기반한 치료한 재활 프로그램들이 아직은 많이 없는 상황이다. 그러나 일반적인 재활 프로그램은 골반 안정화 훈련과 만성 내전근 관련된 치료 프로그램을 이용하며, 복근과 복사근에 집중한 근력 강화운동을 시행하고, 운동 범위를 점진적으로 확장하면서 편심성 운동으로 진행한다. 재활 프로그램을 해도 증상의 호전이 없을 때는 수술적 치료가 필요하다. 운동선

표 2-4. 서혜부 열상(inguinal disruption) 진단 후 제안되는 초기 치료 프로그램.

재활전과 재활 프로그램에 기반한 개별적 자세평가	
관절 운동 범위에 대한 검사	■ 척추 ■ 고관절 ■ 근력강도 ■ 근막 경로
근력강도 검사	■ 중둔근 ■ 횡복근 ■ 골반 움직임과 고립된 근육 강도에 대한 등척성 검사
재활 프로그램의 1주차에 상세히 기술된 수술 후 연습 프로그램의 교육(표 2-5)	사전재활 근력강화 프로그램 ■ 중둔근/대둔근 ■ 횡복근 ■ 척추 기립근/외측복근/고관절 굴곡근/햄스트링

■ 스위스볼, 짐볼, 탄력고무 밴드 같은 장비를 이용
■ 서기/앉기에서 자세와 기능적 활동의 동적 안정성
■ 긴장된 근육과 근막 구조의 가동성/길이 증가
■ 긴장된 구조를 이완시키기 위해 폼롤러, 테니스와 골프 공사용
■ 관절 가동범위 증가를 위한 치료
■ 심혈관계에 기반한 운동 프로그램(동적 근력강화와 근육길이의 증가를 위한 수영과 요가)

수들은 보강운동으로 윗몸일으키기, 다리 올리기(leg raise)를 포함한 복근 운동, 복직근과 고관절 굴곡근, 척추 강화운동 등의 불필요한 운동들을 수행하고 있다. 그러나 이런 운동보다는 기능적 움직임과 자세 측면에서 내복사근, 횡복근, 둔근과 내전근을 안정화시키는 운동에 중점을 두어야 한다. 여러 연구에서 강하고 효과적인 코어와 복부 근력과 안정성을 만들기 위해서는 복부 근육의 등장성 수축 운동이 척추와 복근 안정화에 중요한 역할을 하는 것으로 보고하고 있다. 수술전이나 수술 초기단계에서 중립적인 척추 위치의 안정화를 유지하는 재활의 중점을 두어야 한다(표 2-4, 2-5).

표 2-5. 서혜부 열상의 수술적 치료후 재활 프로그램.

주(week)	방법
1	기능적 재활 프로그램 시작 ■ 등척성 복근 운동- 골반 조절과 함께 횡복근과 복사근에 중점 ■ 고관절 굴곡근, 신전근, 외전근, 내전근과 외전근의 등척성 운동 ■ 척추 가동 프로그램
2	시간을 가지고 걷기를 증가시키고, 불편함이 없을 경우 매일 5분씩 증가 등척성 운동과 능동적인 척추 운동을 지속. 10반복/4회/일 주말에 기능적인 기립 상태에서 고무밴드를 이용한 능동적 보조 등척성 운동 시작
3	기능적 재활 ■ 짐볼 운동 ■ 관절가동운동(능동적, 수동적) ■ 안정화 운동 ■ 수중 치료 심혈관계 운동 ■ 수영 ■ 사이클 ■ 달리기 프로그램 시작, 에어로빅에서 무산소 운동까지(3주 이상) 등속성 운동 ■ 준최대치에서 최대치까지 고관절 등척성 운동/등속성 운동. 수술전의 등속성 운동 결과를 기준하여, 양측 하지의 결과 차이가 25%이하에 도달하면 능동적 등속성 운동을 시작하고, 매일 평가를 하면서 고속(240)에서 시작하여 느린 속도(60)로 진행
4	구심성/편심성 기능 패턴을 재교육하기 위한 능동적 보조 운동으로 복귀. 기능적 재활 작업의 진행. 조기에 스포츠 특성에 맞는 재활 시작. 앞으로 달리기 → 뒤로 → 커팅 → 스프린팅
5	구심성/편심성 하지 근육 운동-도수/탄력밴드 운동/등속성 운동. 일반적인 웨이트 운동(복부 보호 벨트/요추 지지대 착용). 완전히 축구에 특성화된 재활. 기능적 재평가 후 운동으로 복귀.

(4) 복직근 손상(Tearing of Rectus Abdominis)

복직근의 이상은 상부 치골로 부착하는 위치에서 발생한다. 복직근은 건막 형태로 치골 결합 위로 부착되어 장내전건으로 직접 연결된다. 복사근과 횡복근의 부착부는 요추-골반의 안정성에 중요한 역할을 한다. 그러므로 복직근 손상이 있으면 내전근과 코어 안정성에 대한 검사가 같이 이루어져야 한다. 복직근은 직접적인 손상이나 회전, 굴곡과 신전의 반복적인 체간의 움직임

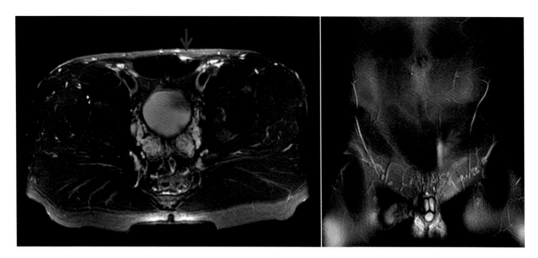

그림 2-13. 복직근 파열의 MRI

에 의해 손상을 입게 된다. 또한 과도한 리프팅(lifting) 동작에 의한 급성 염좌나 윗몸 일으키기 같은 과도한 복부 근육 수축에 의한 과사용 손상이 발생할 수 있다. 이학적 검사시 복직근이 상부 치골지로 부착하는 부위에서 압통이 관찰되며 윗몸일으키기 동작을 시킬 때 통증이 발생한다. 서혜관과 인접하기 때문에 서혜부 열상(Inguinal disruption)과 감별 진단을 해야 한다(그림 2-13).

치료는 연부 조직의 기능 이상을 교정하고 점진적인 강화 프로그램을 실시하며, 요추-골반 안정성에 중점을 둔 재활을 포함해야 한다.

(5) 치골(Pubic) 관련 손상

① 치골염(Osteitis pubis)

i. 증상 및 임상 양상(Symptom and Signs)

치골 결합부위의 중심부에 압통이 존재하나, 증상을 유발시키는 특별한 검사는 아직 보고되지 않았다. 방사선 사진을 보면 치골 결합을 따라 관절이 전형적인 좀이 먹은 듯한(moth eaten) 변형을 관찰할 수 있다. 그 외에도 골극, 골미란, 골경화, 연골하 낭종들의 소견들이 보인다. MRI 촬영에서 치골 결합부위에 골수 부종이 보이는 경우가 있다. 그러나 방사선 검사에서 이상 소견이 보이더라도 증상이 없는 선수들이 많다. 증상이 없는 축구 선수들의 54%에서 MRI에서 골수 부종이 관찰된다고 한다(그림 2-14).

ii. 초기대응방법 및 위험인자 관리(Early management and modifications of the risk factors)

치료는 몇 주 휴식을 취하면 증상이 사라지고 운동시 반복되는 경향을 보인다. 따라서 치골에 과부하를 주는 원인을 교정해야 한다. 그리고 만성적으로 심한 경우에는 스테로이드 주사나 프롤로 증식 주사가 도움이 될 수도 있다.

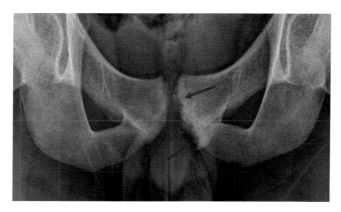

(A) 골경화와 골극 소견

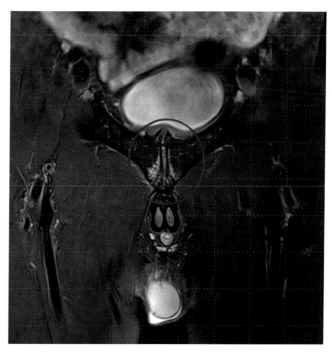

(B) MRI에서 치골에 골수 부종 관찰

그림 2-14. 치골 결합의 치골염 소견

3) 서혜부 통증의 예방 프로그램

축구에서 사타구니 부상이 많이 발생하기 때문에 예방은 매우 중요한 일이다. 그러나 최근의 체계적인 연구들을 검토해 보면 많은 예방 프로그램들 중에서 통계적으로 충분히 의미있는 결과를 보여주는 연구는 아직 보고되지 않고 있다. "FIFA 11+"와 내전근에 초점을 맞춘 근력강화 프로그램은 다소 긍정적인 결과를 보였지만, 통계적으로 유의하지는 않았다. 그러나 이러한 예방 프로그램이 부상의 위험은 일부 감소시키는 것으로 보고 되었다.

이 예방 프로그램은 대퇴의 내전근과 외전근을 강화시키기 위해 특별히 개발된 6가지 운동으로 구성된다. 장요근의 통증과 긴장이 자주 중요한 문제가 되기 때문에 장요근의 스트레칭 운동이 포함되었다. 이 프로그램은 장비가 추가로 필요하지 않으며 신속하게 수행할 수 있고, 일반적인 축구 warm-up 활동 내에서 할 수 있도록 설계되었다.

1. 똑바로 누운 상태에서 발 사이에 축구공을 두고 등척성 내전운동. 제1족지는 전방으로 똑바로 향하게 하고, 가능한 강하게 공에 압력을 가한다. 2초간 내전 운동하고 5회 반복한다 (내전근 그룹과 몸통-골반 안정성을 자극하기).

2. 똑바로 누운 상태에서 무릎 사이에 축구공을 두고 등척성 내전운동. 고관절과 무릎은 구부리고 발은 바닥에 평편하게 두고 제1족지는 전방으로 똑바로 향하게 하고, 가능한 강하게 공에 압력을 가한다. 2초간 내전 운동하고 5회 반복한다(내전근 그룹과 몸통-골반 안정성을 자극하기).

3. 누운 자세에서 복부 윗몸 일으키기와 고관절 굴곡 운동(folding knife exercise). 공을 무릎 사이에 둔다. 두 번의 20회 반복하여 느린 속도로 리듬을 따라 수행한다(몸통 근육과 엉덩이 및 골반 관련 근육의 편심 및 구심성 작용의 조화를 자극함).

4. 한쪽 다리의 조화 운동으로 무릎을 구부리고 피면서 팔을 같은 리듬으로 흔든다(Cross-country skiing on one leg). 각 다리에 대해 1분씩 2회(신경근육 조화, 하퇴부 뿐 아니라 몸통의 근육을 포함한 코어 안정성의 원리를 이용).

5. 동반자와 함께 고관절 외전에 서로 대항하는 고관절 내전운동. 선수는 몸통 뒤에 땅바닥에 손을 놓고 앉은 자세에서, 선수는 다리를 편 상태에서 동반자의 발과 정강이를 서로 맞댄다. 동반자가 편심성으로 외전 운동할 때 선수는 내전 운동하고 천천히 발들을 압박하면서 모은다. 이후, 동반자는 편심성 내전 운동할 때 선수는 구심성 외전으로 하고, 선수는 천천히 외전 상태로 진행한다. 1분 동안 운동하고 위치를 바꾼다. 두 위치에서 1분에 2세트를

한다(내전근과 외전근 양측에 구심성과 편심성 강도를 자극).

6. 일반적인 방법으로 장요근의 스트레칭. 각 다리의 20초 스트레칭을 두 번 반복(장요근의 길이를 최대한 확보).

운동 프로그램의 시간은 약 13분 정도이고, 이 운동은 모든 정규 축구 연습 전에 준비 운동(warm up) 부분에 통합하여 사용한다.

(1) 급성 서혜부 손상의 치료 후에 축구로의 복귀를 위한 기본적인 재활

축구는 고강도 부하의 많은 짧은 구간 운동 포함된 운동이다. 이런 고강도 운동은 반복적인 스프린트 같은 동작들로 구성되고, 반복적인 스프린트 능력이 축구에서 특히 중요하다. 서혜부 부상이 있는 축구 선수를 복귀시킬 때는 최대 고관절 내전근 활동을 포함하여 스프린트, 가속, 감속, 급정지와 회전, 방향 전환 등을 포함한 특화된 재활을 다루어야 한다. 킥 동작을 주로 많이 수행하는 선수가 이러한 활동으로 복귀하는 경우에는 특별히 세심한 주의를 기울여야 한다.

초기 부상이 처음부터 적절하게 치료되지 않거나 선수가 너무 빨리 스포츠에 복귀할 경우에 이러한 부상은 오래 지속되거나 만성적인 상태로 진행할 수 있다. 선수가 적절한 치료를 받지 못하고, 축구를 계속 참여하게 되면 이런 부상은 치료하기가 점점 어려워지며, 부상의 패턴은 처음에는 일부 축구 동작에서 통증이 있지만 점점 더 많은 문제가 발생되는 과사용 형태의 내전근 관련 서혜부 통증으로 진행하여 결국은 모든 축구 동작에서 통증이 발생하게 된다. 이런 유형의 부상은 회복하는 데 수 개월 이상이 걸릴 수 있으며, 경미한 급성 손상으로 시작된 것이 오래된 만성 문제로 발전할 수 있다. 축구에서 킥 동작, 가속도과 감속, 비틀기, 회전과 같은 중요하고 결정적인 운동 동작에 심각한 통증이 생기고 문제가 발생되어 선수의 운동 능력이 매우 심하게 저하되는 상태가 된다(표 2–5).

1 단계 급성 및 아급성 손상 (1–2주)

급성 및 아급성 단계를 포함하며, 대개 내전근이나 복직근의 치골 부착부에서 근골격성 통증이나 근육–건 부착부에 염증이 있는 것이 특징이다. 이 단계는 치료를 조직의 복원 및 재생에 초점을 맞추지만, 실제로는 고정 및 훈련 중단으로 인해 발생한 근육 기능의 감소를 줄이는 것도 치료 내용에 포함해야 한다.

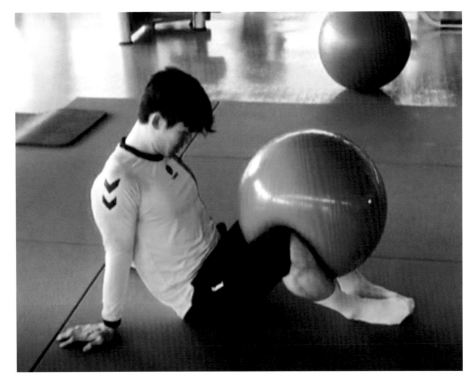

그림 2-15. 무릎 사이에 공을 넣고 내측으로 쥐어짜는 등척성 내전근 수축 운동

▶ 목표

내전근 및 복근 근건 복합체의 보호

• 통증 및 염증을 조절

• 제한된 범위 내에서 유연성을 정상화시킴

• 자극이 없는 상태에서 등척성 수축 운동을 하여 과도한 근육의 억제를 방지(그림 2-15).

▶ 다음 단계로의 진행 기준

• 모든 1단계에서 통증이 없을 때

• 내전근 및 복근의 등척성 수축 운동중에 근육의 활성화가 관찰

• 고관절의 능동적 내전 운동범위가 정상 건측 다리의 50% 이상

2 단계 **조직 컨디셔닝 (3-4주)**

- 조직 치유 및 재생에 초점을 맞춘다. 이 초기 단계부터 부상의 정도와 위치에 따라 치유 과정을 지켜보면서 내전근과 복근의 점진적인 부하를 가하기 시작한다.
- 옆으로 누워서(sidelying) 아래쪽 다리들기 운동과 일어서서 탄력밴드를 이용한 운동, 근력강화 장비를 이용하여 내전근에 중점을 두어 조심스럽게 운동을 시행하며 각각 3 × 20회 반복으로, 두 가지 이상의 다른 운동 형태를 사용한다. 이 기간 동안은 구심성, 등척성 및 편심성 수축에 초점을 맞추어 근육-건의 컨디셔닝을 강화한다(그림 2-16).

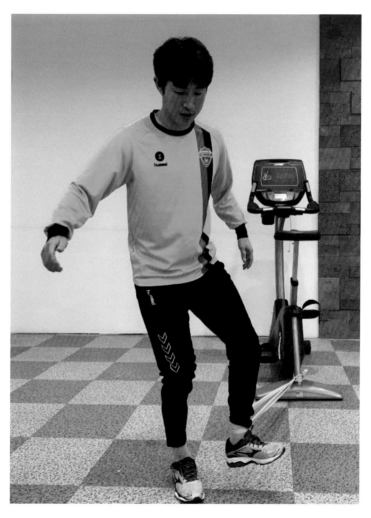

그림 2-16. 탄력밴드를 이용한 내전근 근력강화운동

• 폼롤러 위에서 누운 자세로 복부 크런치 운동이나 짐볼을 이용하여 앞으로 롤링하는 연습 훈련도 내전근 강화에 도움이 된다. 일주일에 3번 시행하며, 그 사이에 적어도 1일의 휴식 을 취한다(그림 2-17, 18).

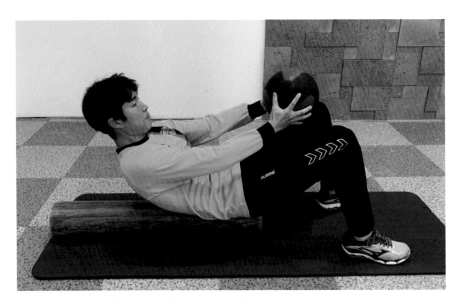

그림 2-17. 복부 크런치 동작을 이용한 복근 강화운동

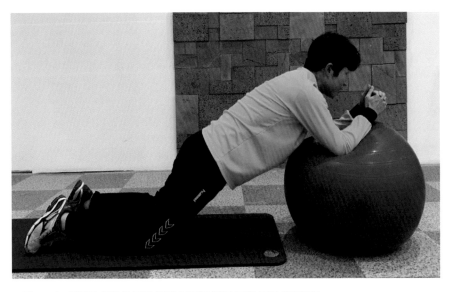

그림 2-18. 짐볼을 이용한 전방 롤링 운동을 통한 코어 근육 강화운동

- 운동 중 통증이 발생하지 않도록 해야 하며, 운동을 시작할 때 약간의 불편함과 당기는 느낌은 발생할 수 있다. 일반적으로 운동 전에 있던 처음의 통증 정도가 운동이 끝난 후에도 비슷한 수준으로 있어야 한다.
- 처음 상태에 비해 아침에 근육의 통증과 경직이 증가하면 운동을 너무 빨리 진행했다는 지표이다.

▶ 다음 단계로의 진행 기준

- 모든 2단계 운동에서 통증이 없거나 내전근과 복근의 동적 운동이 정상적으로 실행된다.
- 정상 건측 다리의 능동적 관절운동 범위의 80% 이상과 내전근력이 60% 이상 도달할 때.
- 정상 다리에서 시행한 20회 반복을 기준으로, 동일한 저항에서 가능할 때.
- 반듯이 누워서 옆면(sidelying) 내전근 리프트 20회와 복근 크런치 20회를 통증 없이 수행할 수 있을 때.

3 단계　스포츠에 집중된 재활 (5-8주)

- 이 단계의 목표는 근육의 지구력과 근력, 유산소 및 무산소 운동능력, 신경근육 조절기능 및 균형 감각의 회복이다.
- 일어선 자세에서 탄력 밴드를 사용하여 동적 근력강화 운동. 최대 20회 반복 부하에서 시작하여 최대 10회 반복으로 진행하는 저항운동.
- 짐볼을 사용하여 누운 자세에서 복근 운동에도 동일한 원리가 적용된다(그림 2-19).
- 슬라이딩 보드에서의 운동은 좌우로 5-10회 1분씩 스케이팅을 한다. 이 운동은 일주일에 3번하고, 최소 주 1일은 쉬어야 한다.

▶ 다음 단계로의 진행 기준

- 모든 3단계 운동에서 통증이 없으며, 내전근과 복근의 동적 운동이 정상적으로 실행될 때.
- 정상 건측 다리의 능동적 관절운동 범위와 거의 비슷하거나, 내전근력이 80% 이상.
- 정상 건측 다리에서 시행한 최대 10회 반복을 기준으로, 동일한 저항에서 최대 10회 반복 3번 가능.
- 최소 6 kg의 외부 하중을 이용하여 측면 내전근 리프트가 최대 10회 반복 3번 가능.
- 스위스 볼 위에 누워 복근 크런치를 통증 없이 최대 10회 반복 3번 가능.

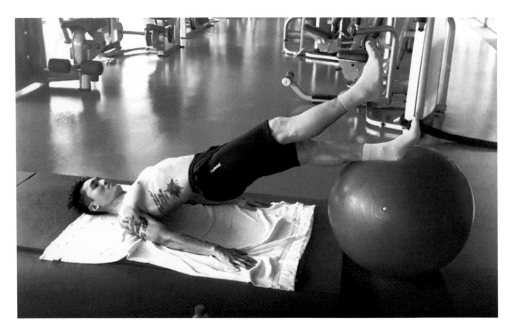

그림 2-19. 짐볼을 사용하여 누운 자세에서 코어 및 복근 근육 강화운동

- 가속, 감속, 비틀림 및 킥동작 같은 최대한 강력한 동작을 하는 동안 보상동작이 없이 편안한 상태로 민첩성 훈련이 가능하며 운동을 하는 동안과 다음날 아침에 통증이나 불쾌함이 없을 때.

4 단계 ▶ Return-to-Sport Focus (9-12주)

- 운동선수가 완전한 운동 능력을 갖추고 축구 경기로 복귀시키는 데 초점을 맞춘다. 이 단계의 목표는 손상 이전의 상태로 기능과 스포츠 수준을 복귀시키고 재손상을 방지하는 것이다. 또한, 개선된 지구력 및 근력, 유산소 및 무산소 운동능력, 신경근육 균형과 조화의 유지가 필요하다.
- 탄성 밴드를 이용한 동적 근력 운동을 편심성 수축 운동의 속도를 다양하게 증가시키면서 최대 8-10회 반복하여 시행한다.
- 슬라이딩보드에서 좌우로 10에서 20회 1분씩 스케이팅을 반복한다. 이러한 모든 운동은 일주일에 2-3회 수행하며, 최소 주 1일은 휴식을 취해야 한다.

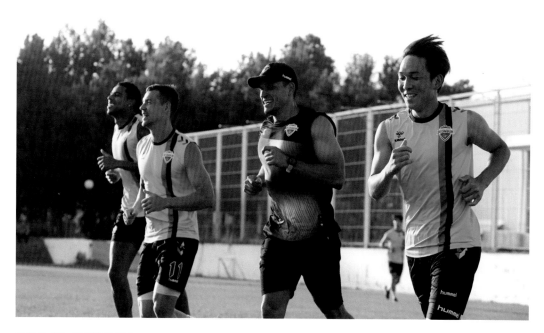

그림 2-20. **팀훈련의 모습**

▶ 부상 전 경쟁 수준에서 경기로의 복귀 기준

• 팀의 리저브나 2부 선수와의 축구 훈련에 참가하여(그림 2-20), 초기 부상의 정도에 맞추어 축구 훈련 45분에서 90분까지 점진적으로 늘리면서 진행하며, 1-3주안에 축구 훈련을 완벽하게 참가하게 한다.

• 축구 체력이 향상되고 부상전 수준에서 풀 게임을 할 수 있을 때 후반 45분 경기에 출전시킨다.

• 모든 훈련과 시합은 수행 중에 통증이나 불편함이 없어야 한다.

표 2-6. 급성 서혜부 손상의 치료후 축구로 복귀 타임라인

단계 I (1주-2주)	• 손상된 부위를 보호(목발, 손상부위의 압박) • 통증 완화를 위한 물리치료 • 누운 자세에서 조심스럽게 능동적 유연성 운동 • 코어근육, 내전근, 복근의 활성화 운동시작 • 걷기, 유산소 운동 및 근력 훈련은 할 수 있으면 허용
단계 II (3주-4주)	• 물리치료 • 조심스럽게 능동적 유연성 운동을 계속한다. • 점진적 코어 및 복근 강화운동 프로그램 시작 • 점진적 내전근 강화운동 시작 • 가능하다면 걷기, 유산소 운동 및 근력 훈련 허용 • 가능하다면 플라이오메트릭 운동시작
단계 III (5주-8주)	• 필요하면 물리치료 • 능동적 및 수동적 스트레칭 운동 • 점진적 코어 및 복근 강화운동 지속 • 점진적 내전근 강화운동 지속 • 가능하다면 유산소 훈련과 근력 강화 • 가능하다면 달리기와 스포츠 관련 운동 • 가능하다면 플라이오메트릭 운동
단계 IV (9주-12주)	• 필요하면 물리치료 • 능동적 및 수동적 스트레칭 운동 • 점진적 코어 및 복근 강화운동 지속 • 점진적 내전근 강화운동 지속 • 가능하다면 유산소 훈련과 근력 강화 • 가능하다면 달리기와 스포츠 관련 운동 증가 • 가능하다면 플라이오메트릭 증가와 방향 전환 운동
단계 V (13주-52주)	• 필요하면 물리치료 • 능동적 및 수동적 스트레칭 운동 유지 • 점진적 내전근, 코어 및 복근 강화운동 유지 • 플라이오메트릭 증가와 방향 전환 운동 유지

4) 골반의 피로 골절(Stress fracture)

하부 치골지의 피로골절과 대퇴 경부의 피로골절이 관찰될 수 있다.

(1) 증상 및 임상 양상(Symptom and Signs)

하부 치골지(Interior Pubic Ramus)의 피로골절

많이 달리거나 과사용후에 국소부위 압통을 호소한다. 수동적 외전이나 저항성 내전을 할 때

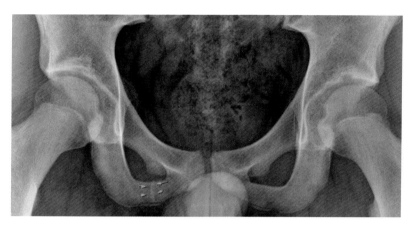

그림 2-21. 우측 치골 하지에 발생한 선상 피로 골절

증상이 악화되지는 않는다. 방사선사진을 찍어도 몇 주 동안 관찰이 되지 않는 경우가 많아서, MRI와 골주사 검사가 진단에 도움이 된다(그림 2-21). 여자 선수의 경우는 골밀도가 감소한 경우, 영양 불균형, 지속적인 무월경 등이 피로 골절과 관련된 경우가 자주 관찰된다.

치료는 국소 압통이 없어질 때까지 악화시키는 동작을 하지 않고, 휴식을 취한다. 교차운동을 유지하면서 몇 주에 걸쳐 점진적인 체중부하를 한다. 영양 섭취 부족, 근육 불균형 같은 선행 요인들도 교정하여야 한다.

대퇴 경부(Femoral Neck)의 피로골절

서혜부에 점점 심해지는 통증을 호소하고 어디 부위가 아픈지 잘 국소화하지 못하며, 동작을 할 때 악화한다. 방사선 검사는 증상이 있고 몇 주가 지나야 관찰되어, MRI나 골주사 검사가 가장 민감한 검사이다. 대퇴 경부의 피로 골절은 경부의 위쪽면의 골절은 응급 상태로 신속한 금속 고정술과 침상 안정이 필요하다. 아래면의 골절은 대부분 양성이고 초기에 체중부하를 하지 않고 휴식을 최소 6주간 안정하여야 한다. 안정 후 6주 이상 천천히 부하를 높이면서 점진적으로 훈련에 복귀한다.

5) 고관절(Hip) 관련 손상

만성 내전근과 관련된 서혜부 통증이 있는 운동선수들 중의 94%는 대퇴비구 충돌 증후군에 대한 방사선학적 소견이 보인다. 서혜부 통증이 있는 운동선수의 22%와 고관절 통증이 있는 환자의 55%는 정밀 검사에서 관절와순 파열(labrum tear)이 있다고 한다. Weir 등은 운동선수들에게서 고관절과 서혜부 통증에 있는 경우에 통증이 있는 기간이 평균 22주라고 하며, 평균 15주 동안 스포츠를 참여하지 못하였다고 한다. 고관절 통증은 보통 내전근 증상, 장요근 증상, 그리고 치골 증상 같은 여러 서혜부에 관련된 병리들과 같이 존재하며, 이런 이유들이 정확한 진단을 내리고 이에 따른 적절한 조치 및 관리 프로그램을 마련하는 것을 어렵게 하는 원인이 된다.

(1) 대퇴비구 충돌증후군(Femoroacetabular Impingment, FAI)

대퇴비구 충돌증후군은 일반 인구의 약 20%에서 발견되고, 이중 23%만 고관절 통증을 호소한다. 그래서 이 병변을 질병보다는 단순히 정상범위 내에서 보여지는 뼈의 변형으로 보는 경우

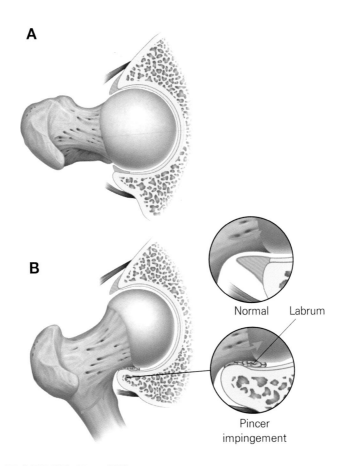

그림 2-22. **대퇴비구 충돌증후군. Pincer병변.**
(A)전방 관절와순의 과도한 골극 덮힘 현상(overcoverage)은 Pincer병변을 위한 원인을 제공하는 발판이 된다.
(B)고관절 굴곡시 Pincer병변이 대퇴경부에 충돌되면서 전방 관절와순(labrum)이 찌그러지게 된다. 시간이 경과하면서 이차적인 관절 손상이 발생한다. 정상적인 상황에서 고관절의 굴곡중에는 관절순에 대한 충분한 빈 공간이 있다.

가 많다. 그러나 축구 선수들에서는 많이 관찰되어 남자 프로 축구선수에서 72%, 여자 선수에게서 50%가 발견된다고 한다. 이 질환은 비교적 새롭게 발견된 진단명으로 최근 몇 년간 종합적인 연구와 분석이 이루어지고 있다. FAI를 앓고 있는 환자들은 대퇴골과 비구 사이의 반복적인 접촉으로 인해 통증이 발생할 가능성이 높다. 단기적으로 활액막염이나 통증을 유발할 수 있고, 장기적으로는 관절와순 파열과 연골 표면에 진행성 손상을 일으킬 수 있고, 결국에는 골관절염을 일으키는 원인이 될 수도 있다(그림 2-22).

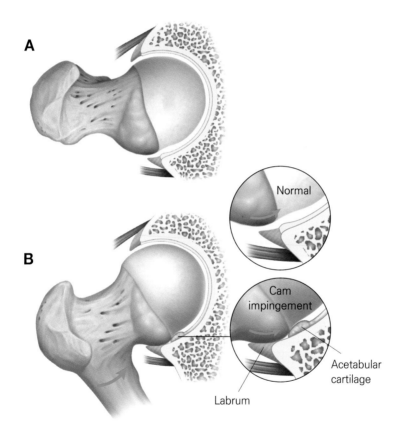

그림 2-23. **대퇴비구 충돌증후군. Cam병변.**
(A) Cam병변은 대퇴의 전외측 두경부 접합부를 중심으로 골이 돌출되는 특징이 있다. (B) 고관절 굴곡시 Cam병변이 관절와순 아래로 미끄러지게 되고, 관절 연골의 가장 자리와 부딪히게 되어, 연골이 점진적으로 벗겨지게 되며, 시간이 경과하면 관절와순에도 이차적인 손상이 발생된다.

① 대퇴비구 충돌증후군의 분류 및 정의

▶ 대퇴비구 충돌의 3가지 형태(그림 2-24)

i. Cam 병변

젊고 활동적인 남성들에게 가장 발생한다. 대퇴골 두경부 옵셋(femoral head-neck offset)의 연결 부위가 감소하며 대퇴골 두경부 옵셋의 전방, 상부 또는 전상부 위치에 골극의 발생이 가장 많이 관찰된다. FAI 환자의 78%에서 관찰된다.

ii. Pincer 병변

이 병변은 비구에서 골의 변화가 나타난다. FAI 환자의 42%에서 관찰되며 비구의 앞쪽 가장 자리에서 뼈가 과도하게 돌출되었거나 비구의 후굴 역전(retroversion of acetabulum) 형태로 인하여 발생한다. 이로 인해 비구의 관절면이 정상적인 전방 자세에서 약간 뒤로 기울어지게 된다.

iii. 혼합 병변

Cam 병변과 Pincer 병변이 다같이 보이는 형태이다. 가장 많은 형태로, FAI가 있는 사람들의 88%에서 보인다.

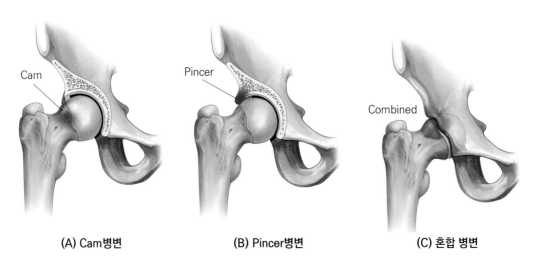

(A) Cam병변   (B) Pincer병변   (C) 혼합 병변

그림 2-24. 대퇴비구 충돌 증후군

② 증상 및 임상 양상(Symptom and Signs)

가장 흔한 증상은 서서히 시작되는 고관절의 앞쪽의 통증이다. 일반적인 육체적 활동으로 악화되고, 굴곡과 회전이 필요한 활동(차를 타고 내리는 활동 등)에 의해서 증상이 자주 유발된다. 환자는 오랜 기간 동안 고관절의 경직이나 스트레칭 하는데 어려움이 있었음을 호소하기도 한다. 가장 흔한 소견은 고관절 내회전의 소실이다. 많은 경우에서 증상이 없는 기간이 있고, 축구 선수의 메디컬 테스트(PCMA, Pre-Competition Medical Assessment)에서도 정상적인 소견으로 평가될 수 있다. 증상이 나타날 때는 고관절 굴곡과 내회전이 증상을 유발할 수도 있다.

③ 초기대응방법 및 위험인자 관리(Early management and modifications of the risk factors)

ⅰ. 초기 대응방법

축구 같은 스포츠가 FAI를 유발한다고 알려지고 있으나, 이에 대한 증거는 아직 확실하지 않다. 성장판이 닫혀갈 무렵에 스포츠 활동으로 인해 근위 대퇴부 성장판에 스트레스가 증가하면 Cam병변이 발생할 수도 있다. 이러한 방사선 병변이 13세 이전에는 존재하지 않는 것으로 보아 Cam병변은 급성장기의 성장 동안에 발생된다고 볼 수 있다.

고관절과 서혜부 통증이 있는 운동선수들에서 FAI의 조기 발견은 매우 중요하다. 아직 확실하게 FAI를 임상적으로 진단하는 표준화된 진단기준은 없다. FAI의 존재를 나타내는 임상적 징후는 고관절을 굴곡했을 때 고관절의 내회전 운동 범위가 감소되거나, FADIR(Flexion, Adduction, Internal Rotation: 굴곡, 내전, 내회전) 검사의 양성이 나타난 경우이다. 방사선 검사와 CT로 진단이 용이하다. 운동선수들 중에서 고관절과 서혜부 통증이 있으며 FAI가 동반된 선수들은 굴곡, 내회전과 내전 같은 충돌을 일으키는 자세를 최대한 피해야 한다.

ⅱ. 치료 방법

대부분의 선수들은 처음에는 비수술적 치료를 받는다. 보존적 치료와 고관절 관절경 수술과의 결과를 비교한 연구는 없고, 일반적으로 비수술적 치료에 관련된 증거도 매우 한정적이다. FAI의 보존적 치료는 고관절 근육 강화 운동, 고유수용감각운동, 고관절 부하 활동의 감소(스프린트, 방향전환, 공차기), 교차운동(자전거 또는 수영)을 포함한다. 증상의 호전이 없는 경우 내시경 수술로 튀어나온 골극을 제거한다.

iii. 부상예방을 위한 실제 방안(Practical tips for injury prevention)

불행히도, 축구 같은 경쟁적인 스포츠에서 활약한 남녀 선수의 고관절 관절염의 발병률이 증가했다는 연구결과가 많다. 이것이 FAI와 직접 관련이 있는지는 명확하지 않다. 높은 강도 높은 경기를 많이 경함한 선수들이 낮은 강도의나 수준의 경기를 한 선수들보다는 부상이 더 발생하는 위험한 인자로 평가된다. 그래서 축구, 하키와 핸드볼 같은 고강도 스포츠에 종사하는 선수들이 낮은 강도의 스포츠를 했던 선수들보다 관절염이 발생할 가능성이 더 높다고 한다.

(2) 관절와순 손상(Labrum injury)

비구 관절와순 파열은 서혜부 통증을 가진 운동선수의 22%에서 관찰되고, 고관절 통증과 증상은 갖는 환자의 55%에서 관찰된다. 비구 관절와순은 고관절의 비구를 둘러싸고 있는 고리 모양의 연골이다. 관절와순은 대퇴 골두가 비구와 고관절을 유지하게 하며, 비구의 관절 표면을 제공한다. 발달성 고관절 이형성증이나 FAI가 존재하면 관절와순의 손상을 일으키는 가능성이 증가하는 것으로 알려져 있다. 관절와순의 파열은 대부분 반복적인 미세손상 때문에 점차적으로 발달하지만 한 번의 급성 외상성 사고로도 발생할 수 있다. 이러한 외상성 손상은 전체의 25% 미만이며, 축구와 같이 충격이 강한 스포츠를 하는 선수들에게 더 흔하다(그림 2-25).

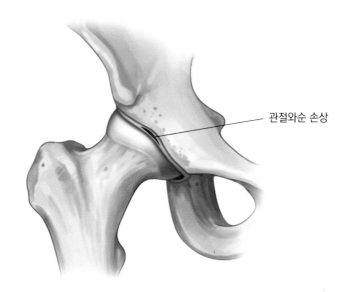

관절와순 손상

그림 2-25. 관절와순의 손상

① 증상 및 임상 양상(Symptom and Signs)

통증은 일반적으로 서혜부나 서혜부 전방 부위에 깊은 부위에서 나타난다. 통증은 대퇴부 안쪽이나, 바깥으로 대전자의 근위부 또는 엉덩이 부위로 방사통으로 내려갈 수 있다. 다른 증상으로는 관절의 회전(pivot) 또는 비틀림 동작(twist)으로 날카로운 통증이 발생하거나 앉은 자세에서 일어날 때 아프거나 움찔하는 증상 등이 있다. 검사는 굴곡, 내전 및 내회전을 복합적으로 고관절을 움직일 때 통증이 발생하면 양성이다. 일반적으로 관절의 강직은 드물다.

② 초기대응방법 및 위험인자 관리(Early management and modifications of the risk factors)

방사선 검사와 MRI는 관절와순의 파열을 진단하기에는 민감도와 특이도가 낮아서, MRA(MR 관절조영술)을 이용하는 것이 민감도를 높일 수 있다. 그러나 이 검사로 관절와순 파열을 의심할 수는 있지만 관절경으로 진단하기 전까지는 확진할 수 없다.

③ 부상예방을 위한 실제 방안(Practical tips for injury prevention)

대부분의 경우, 손상된 관절와순에 대한 부하를 줄이고, 고관절 근력 강화 및 자기수용 운동 등을 같이하면, 작은 병변은 비수술적 치료에 반응할 수 있다. 고관절의 운동 범위를 넘어서는 반복적인 굴곡, 내전, 외전, 회전운동은 활동을 조절하여 피해야 한다. 호전이 없을 때는 관절와순 봉합술이 증상을 개선시킬 수 있으며 관절와순의 결손이 심하면 재건술이 필요할 수도 있다.

6) 서혜부 통증의 기타 원인

(1) 골반골의 골단염(Apophysitis)

고관절 주변은 수많은 큰 근육들의 근건 단위가 부착되는 곳이다. 과도한 자극이나 운동은 이 부착 부위에 근육을 수축시켜 골단염을 일으킬 수 있다. 전상 장골돌기(Anterior Superior Iliac Spine, ASIS)에는 봉공근의 부착 부위, 전하 장골돌기(Anterior Inferior Iliac Spine, AIIS)에는 대퇴 직근의 부착 부위, 소전자에는 장요근의 부착부위, 좌골 조면에는 햄스트링 근육의 부착 부위가 되어 대개 이 부위에 통증이 발생한다. 관리를 위해서는 물리 치료와 RICE(Rest, Icing, Compression, Elevation)요법, 선수의 활동을 줄이고, 스트레칭과 근력강화가 필요하다(그림 2-26).

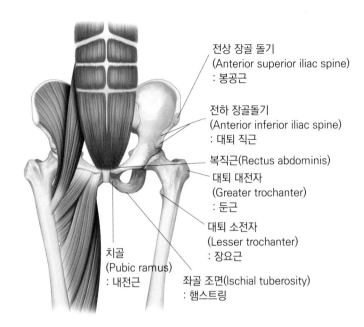

전상 장골 돌기
(Anterior superior iliac spine)
: 봉공근

전하 장골돌기
(Anterior inferior iliac spine)
: 대퇴 직근

복직근(Rectus abdominis)

대퇴 대전자
(Greater trochanter)
: 둔근

대퇴 소전자
(Lesser trochanter)
: 장요근

치골
(Pubic ramus)
: 내전근

좌골 조면(Ischial tuberosity)
: 햄스트링

그림 2-26. **고관절 주변에 부착되는 주요 근육들. 봉공근, 대퇴직근, 장요근, 햄스트링, 내전근**

(2) 골반골의 견열골절(Avulsion Fracture)

① 증상 및 임상 양상(Symptom and Signs)

골반골의 견열골절은 뼈와 인대 또는 뼈가 부착되는 부위에서 발생한다. 청소년기에 골반주변에서 골단이 나타나는 시기는 대략 13세경 부터이고, 16세에서 18세 사이에 유합이 이루어진다. 봉공근과 전상 장골돌기(ASIS)의 부착부위, 대퇴직근과 전하 장골돌기(AIIS)의 부착부위, 햄스트링 근육의 좌골 조면 부착부위, 장요근의 대퇴 소전자 부착부위이다. 골단의 유합이 완전히 이루어지지 않은 상태에서 이 근육들의 부착 부위가 손상이 되면 근육의 부착부가 뼈를 물고 떨어지는 견열골절이 발생한다(표 2-7).

이 손상의 적절한 관리를 위해서는 부상이 의심될 때 조기에 정확한 영상 진단이 필요하다. 안타까운 현실은 골절이 일어났음에도 불구하고 정확한 검사나 치료 없이 많은 시간이 경과하고 병원에 내원하는 경우가 많다는 것이다. 이런 부상은 환자의 나이와 위험 요인을 감안하여 검사하면 위에 기술한 해부학적 위치에서 골절을 예측할 수 있다.

이런 견열 골절은 구심성 근수축이나 편심근 수축과 함께 자주 발생한다. 빠르게 방향을 전환하는 동작, 달리기와 킥동작들이 이런 손상을 유발할 수 있다. 과도한 수동적 스트레칭도 견열 손상의 기전으로 알려져 있다. 환자들은 부상 당시에 "뚝" 같은 파열음을 느낄 수 있고 통증,

표 2-7. 청소년 골반의 골단의 출현과 유합

위치	골단이 나타나는 나이	골단이 유합되는 나이
장골 능	13-15	15-17
정상 장골돌기	15-17	19-25
전하 장골돌기	13-15	16-18
좌골 조면	13-15	13-15
대퇴 소전자	11-12	14-17

부종, 근력의 약화를 호소한다.

▶ 좌골 돌기(Ischial Tuberosity)의 햄스트링 견열 골절

좌골 골절에서의 햄스트링 견열골절은 청소년들에게서 햄스트링의 파열 대신에 좌골 부착부에서 뼈를 물고 햄스트링이 떨어져 나가는 손상이다. 13-15세의 청소년기에서는 이 부분의 성장판이 완전 유합이 안되기 때문에 잘 발생한다. 골절이 2 cm 이상 전위되면 수술적 치료가 필요하다. 2 cm 이하의 전위는 비수술적 치료를 시행할 수 있으나 8-12주의 휴식이 필요하며, 운동선수들의 경우 회복하는 과정에서 햄스트링의 근력이 감소한 상태에서 운동을 하는 경향이 많기 때문에 많은 관리가 필요하다(그림 2-27).

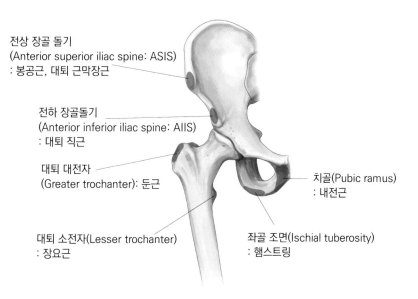

전상 장골 돌기
(Anterior superior iliac spine: ASIS)
: 봉공근, 대퇴 근막장근

전하 장골돌기
(Anterior inferior iliac spine: AIIS)
: 대퇴 직근

대퇴 대전자
(Greater trochanter): 둔근

대퇴 소전자(Lesser trochanter)
: 장요근

치골(Pubic ramus)
: 내전근

좌골 조면(Ischial tuberosity)
: 햄스트링

그림 2-27. 청소년기에 골반과 대퇴골 근위부에서 많이 발견되는 골단 견열 손상

▶ 전상 장골돌기(ASIS), 전하 장골돌기(AIIS)의 견열골절

각각 봉공근과 대퇴직근이 부착하는 부위이서 발생한다. 어린 운동선수들에서 이런 골절들은 근육의 중간이나 근육-건 접합 부위에 있는 근섬유가 파열하는 대신에, 건이 골단(apophysis)의 부착 부위와 함께 당겨진다. 뚝하는 탄발음이 들릴 수 있고, 통증을 호소한다. 이런 골단성장판(apophyseal growth plate)의 손상이 향후에 다리 길이의 차이나 기형이나 관절 구조의 변형을 많이 발생시키지는 않지만 어린 선수의 트레이닝, 운동 능력에 장기적인 영향을 미칠 수 있다(그림 2-27).

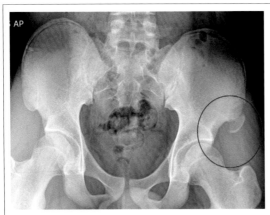

(A) 좌 전하 장골돌기의 골절 　　　　 (B) 우 전하 장골돌기의 부정 유합

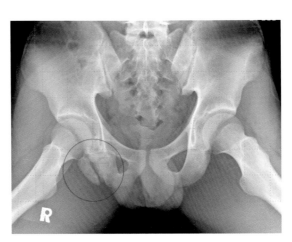

(C) 우 좌골 조면 견열 골절의 불유합-반복적인 햄스트링
　　 손상을 호소한다

그림 2-28.

② 초기대응방법 및 위험인자 관리(Early management and modifications of the risk factors)

견열골절의 관리는 근육 파열(제3도)의 관리와 같다. 통증과 부종의 초기 완화, 증상들이 진정됨에 따라 근육강화 프로그램을 이용하여, 수동적 스트레칭과 능동적운동 범위 운동을 이용하여 완전한 관절 운동의 범위를 회복시킨다. 선수가 부상에 노출되기 쉬운 생화학적, 생역학적 불안정과 불균형 등의 이상들이 발견되면 이들을 교정하여야 한다.

그 동안 대부분 최소 3-6주 동안 목발을 사용하여 활동을 제한하고 부분 체중 조절 등의 비수술적 치료를 하면 대부분에서 성공적으로 회복되는 것으로 나타났다.

Metzmaker 등은 27개의 견열골절에 대해, 스포츠 재활 프로토콜을 이용하여 부상 후 2개월 넘게 치료하여 성공적으로 운동을 복귀하는 치료결과를 발표하였다. 그러나 이렇게 긴 기간의 보존적 치료는 너무 긴 회복기간이 필요하여서 역설적으로 어린 선수들이 정규 훈련을 참여하지 못하게 되는 결과를 초래한다고 하였다. 보전적인 치료받은 일부 청소년기 환자에서 합병증이 발생하는 경우도 있어서, 합병증으로 골단의 불유합 또는 이소성 골화, 골단 견열 골절 후 햄스트링의 시작부에서 건의 구축과 섬유화 등이 발생하는 "햄스트링 증후군"이 발생하는 경우도 있다. 이러한 합병증은 골절 부위에 만성적인 통증을 일으키고 스포츠 수행 능력을 현저히 감소시킨다. Ferlic등은 15 mm 이상의 좌골 조면의 전위성 견열골절의 환자들을 보전적으로 치료하여, 절반에서 가관절증(pseudarthrosis)의 발생을 보고 하였고, 이들에게서는 좋은 결과를 얻을 수 없었다고 했다.

이러한 결과 때문에 최근에는 점점 견열골절을 수술적으로 치료를 해야한다는 저자들이 증가하고 있다. Eberbach등은 메타분석을 수행하여 보존적 치료와 수술적 치료의 결과를 비교하여, 골절의 전위가 15 mm 이상일 경우에는 수술 후에 훨씬 우수한 결과를 얻었다고 하였고, 고강도의 기능이 필요한 환자에서 골절 전위가 있는 경우에는 수술적 치료를 고려해야 한다고 하였다.

(3) 신경포착증후군(Nerve entrapment - Ilioinguinal, genitofemoral, obturator nerve)

골반에서 흔히 압박되거나 문제되는 신경들로는 폐쇄 신경병증, 장골서혜신경 및 음부대퇴신경 포착증후군이 있다(그림 2-29).

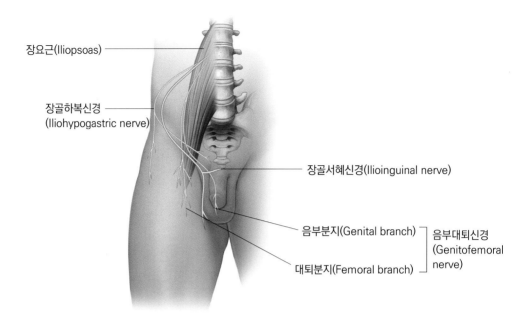

그림 2-29. 장골서혜신경 및 음부대퇴신경의 주행

① 증상 및 임상 양상(Symptom and Signs)

▶ 폐쇄신경병증

폐쇄신경은 내전근 구획으로 들어가는 곳에서 근막의 포착에 의해 일어난다. 처음에는 서혜부 근위부에 집중해서 통증이 있다가 운동을 하면 대퇴 내측의 원위부로 방사된다. 달리기 동안 근력 약화를 느낀다. 치골 결절에 압통이 있으며, 증상이 나타나는 수준까지 운동을 시킨 후 검사하면 저항 내전시 근력감소와 대퇴 내측의 원위부에 저린 증상이 나타난다. 근전도 검사로 확진한다. 보존적 치료는 내전근 구획의 마사지, 스트레칭, 연부조직 수기 등이 있으나 호전 없을 때에는 수술적 치료가 필요할 수 있다.

▶ 장골서혜신경 및 음부대퇴신경 포착증후군

장골서혜신경은 성기와 대퇴 내측에 분포하고 통증을 유발한다. 음부대퇴신경은 서혜부 주름 바로 위의 피부에 분포한다. 항문, 음경으로 가는 분지와 서혜부로 가는 분지가 있어 포착시 음부의 통증, 야간통이 발생한다. 저절로 좋아지는 경과를 보이며, 지속 시 스테로이드 국소 주사가 도움이 될 수 있다.

③ 요약

- 서혜부 통증은 각기 다른 손상이 비슷한 증상을 보이는 경우가 많고 방사선 검사에도 초기에는 잘 나타나지 않은 경우도 많아서, 초기에 잘 진단하고 적절한 휴식과 치료를 하지 않으면 만성화가 되는 경우가 많다.

- 초기 검사에 심하지 않은 소견이나 이상 소견이 없더라도, 증상이 있을 때 적절한 물리치료 및 재활 치료를 충분히 받아야 한다. 수술이 필요한 상황이 되면 수술 후 충분한 시간을 가지고 재활을 하는 것이 매우 중요하다.

📖 참고문헌

1. Adam Weir, Peter Brukner, Eamonn Delahunt, Jan Ekstrand. Consensus statement – Doha agreement meeting on terminology and definitions in groin pain in athletes. Br J Sports Med 2015;49:768-774.

2. Adams RJ, Chandler FA. Osteitis pubis of traumatic etiology. J Bone Joint Surg 1953;35:685-96.

3. Anderson K, Strickland SM, Warren R. Hip and groin injuries in athletes. Am J Sports Med 2001;29(4):521-20.

4. Arnason A, Sigurdsson SB, Gudmundsson A et al. Risk factors for injuries in football. Am J Sports Med 2004;32(1 supp):S5-16.

5. Bradshaw CJ, Bundy M, Falvey E. The diagnosis of longstanding groin pain: a prospective clinical cohort study. Br J Sports Med 2008,42(10):851-4.

6. Brukner & Khan. Clinical Sporots Medicine.4th edition. 스포츠의학 대한스포츠의학회 번역판 2016

7. Byrd JWT, Femoroacetabular Impingement in Athletes Current Concepts. Am J Sports Med. 2013;42(3):737-751.

8. Byrd JWT, Jones KS. Hip arthroscopy in athletes, Clin Sports Med 2001;20(4):749-61.

9. Byrd JWT, Jones KS. Prospective analysis of hip arthroscopy with 10-year follow up. Clin Orth Rel Res 2010;468(3):741-6.

10. Eberbach H, Hohloch L, Feucht MJ, Konstantinidis L, Südkamp NP and Zwingmann J. Operative versus conservative treatment of apophyseal avulsion fractures of the pelvis in the adolescents: a systematical review with meta-analysis of clinical outcome and return to sports. BMC Musculoskelet Disord. 2017; 18: 162.

11. Engebretsen AH, Myklebust G, Holme I et al. Intrinsic risk factors for groin injuries among male soccer players. Am J Sports Med 2010;38(10):2051−7.

12. Ferlic PW, Sadoghi P, Singer G, Kraus T and Eberl R. Treatment for ischial tuberosity avulsion fractures in adolescent athletes. Knee Surg Sports Traumatol Arthrosc. 2013;22:893−7.

13. Hagglund M, Waldan M, Ekstrand J. Previous injury as a risk factor for injury in elite football: a prospective study over two consecutive seasons. Br J Sports Med 2006;40(9):767−72.

14. Hölmich P. Long−standing groin pain in sports people falls into three primary patterns, a 'clinical entity' approach: a prospective study of 207 patients. Br J Sports Med 2007, 41:247−52.

15. Hölmich P, Larsen K, Krogsgaard K et al. Exercise program prevention of groin pain in football players: a cluster−randomized trial. Scand J Med Sci Sports 2010;20(6):814−21.

16. Holmich P, Renstrom PA, Saartok T. Hip, groin and pelvis. In: Kjaer M, Krogsgaard M, Magnusson P et al. eds. Textbook of sports medicine. Massachusetts: Blackwell Scientific 2003;616−37.

17. Ibrahim A, Murrell G, Knapman P. Adductor strain and hip range of movement in male professional soccer players. J Orb Surg 2007;15(1):46−9.

18. Kim SJ, Choi NH, Kim HJ. Operative hip arthroscopy. Clin Orthop Relat Res 1998(353):156−65.

19. Lewis CL, Sahrmann SA. Acetabular labral tears. Phys Ther 2006;86(1):110−21.

20. Lovell G, Galloway H, Hopkins W et al. Osteitis pubis and assessment of bone marrow edema at the pubic symphysis with MRI in an elite junior male soccer squad. Clin J Sport Med 2006;16:117−22.

21. Maffey L, Emery C. What are the risk factors for groin strain injury in sport? Sports Med 2007;37(10):881−94.

22. Metzmaker JN and Pappas AM. Avulsion fractures of the pelvis. Am J Sports Med. 1985;13:349−58

23. Michael Leunig and Atul Kamath. Hip Impingement. Aspetar Sports Medicine Journal, Vol 3 June 2014.

24. Minnich JM, Hanks JB, Ulrike Muschaweck, Brunt LM, Diuch DR. Sports Hernia: Diagnosis and treatment highlighting a minimal repair surgical technique. Am J Sports Med 2011 39(6):1341−9.

25. Reider BC, Davies GJ, Provencher MT. Orthopaedic rehabilitation of the athlete. Getting back in the game. ELSEVIER SAUNDERS 2015.

26. Robertson BA, Barker PJ, Fahrer M et al. The anatomy of the pubic region revisited: implications for the pathogenesis and clinical management of chronic groin pain in athletes. Sports Med 2009;39(3):225−34.

27. Robinson P, Saleh F, Grainger A et al. Cadaveric and MRI study of the musculotendinous contributors to the capsule of the symphysis pubis. Am J Roentgen 188(5): W440−5

28. Rossi F and Dragoni S. Acute avulsion fractures of the pelvis in adolescent competitive athletes: prevalence, location and sports distribution of 203 cases collected. Skeletal Radiol Springer−Verl

29. Schilders E, Bismil Q, Robinson P et al. Adductor−related groin pain in competitive athletes. Role of adductor enthesis, magnetic resonance imaging, and entheseal pubic cleft injections. J Bone Joint Surg Am 2007;89(10):2173−8.

30. Sheen AJ, Stephenson BM. Treatment of the Sportsman's groin: British Hernia Society's 2014 position statement based on the Manchester Consensus Conference. Br. J Sports Med 2014.

31. Taylor DC, Meyers WC, Moylan JA et al. Abdominal musculature abnormalities as a cause of groin pain in athletes. Inguinal hernias and pubalgia. Am J Sports Med 1991;19:239−42.

32. The "11+" Manual a complete warm−up programme to prevent injuries. official publication of the Fédération Internationale de Football Association (FIFA).

33. Tyler TF, Silvers HJ, Gerhardt MB et al. Groin injuries in sports medicine. Sports Health 2010;2(3):231−6.

34. 34. Verrall GM, Hamilton LA, Slavotinek JP et al. Hip joint of motion reduction in sports−related chronic groin range injury diagnosed as pubic bone stress injury. J Si Med Sport 2005;8(1):77− 84.

35. Verrall GM, Slavotinek JP, Fon GT. Incidence of pubic bone marrow oedema in Australian rules football players: relation to groin pain. Br J Sports Med 2001;35:28−33.

36. Weir A, de Vos RJ, Moen M et al. Prevalence of radiological signs of femoroacetabular impingement in patients presenting with long−standing adductor−related groin pain. Br J Sports Med 2011;45(1):16−19.

37. Werner I, Hagglund M, Walden M et al. UEFA injury study: a prospective study of hip and groin injuries in professional football over seven consecutive seasons. Br J Sports Med 2009;43(13):1036−40.

38. Witvrouw E, Danneels L, Asselman P. Muscle flexibility as a risk factor for developing muscle injuries in male professional soccer players. Am J Sports Med 2003;31:41−6.

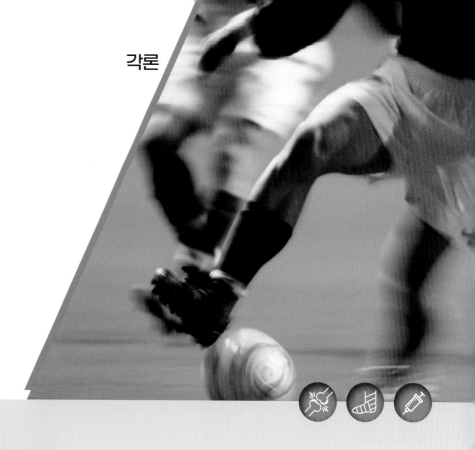

각론

슬관절 손상

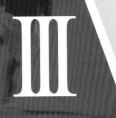

III 슬관절 손상

● 왕준호, 이병훈

1 슬관절 과사용 손상의 총론

축구는 전세계에서 가장 많이 하는 스포츠이면서, 18세 이하의 나이로 축구선수에 등록된 수로는 모든 스포츠 중 가장 많다. 많은 스포츠 활동에 참여하고, 운동량이 많다 보면, 부상의 빈도 또한 증가하게 된다. 급성기 부상으로 경기를 빠지는 경우는 성인에 비해서 많지는 않지만, 만성 손상에 의해서 운동을 쉬게 되는 경우가 많아 정확한 부상의 빈도를 예측하기가 어렵다. 따라서, 코치나 의료진들은 선수가 불편감을 호소하는 것에 대해서 귀를 기울일 필요가 있다. 축구는 반복적인 고강도의 신체적 활동이 즐비한 운동이다. 선수들에게 빠른 감속, 가속, 방향 전환, 점프, 태클과 같은 복잡한 일련의 과정들이 체력적인 부담으로 이어지게 된다. 빠른 움직임과 함께 폭발적인 파워를 내기 위해서는 적절한 건강을 유지하면서 중등도-고강도의 근지구력, 근력, 유연성과 근육의 성숙 및 발달이 뒷받침되어야 한다. 요구되는 모든 신체적 요구사항을 갖추기 어려울 수는 있지만, 최소한 경기 풀타임을 소화하기 위해 체력이 비축되어야 한다.

과사용 손상은 근육, 건, 인대, 골손상이 충분한 치유로 이어지기 전 반복적인 부하로 인해 발생한다. 과사용 손상은 많은 형태로 나타날 수 있는데 특히, 골단염(apophysitis)이 가장 흔하다. 골단염은 골격성숙이 아직 완전히 이루어지지 않은 상태에서 근육, 건이 부착된 골단판의 미세 손상, 염증반응으로 인해 일어나게 된다. 생역학적으로 약한 부위인 골단판은 반복적인 스트레스로 인한 손상에 취약하다. 골단염은 특히 사춘기의 급성장기(growth spurt)에 더 흔하게 발생하게 되는데, 골성장이 주변 연부조직 성장에 비해 더 빠르게 나타남으로 인한 유연성의 저하로 기인한다. 급성장기는 하지 길이와 체중, 하지 모멘트의 급격한 변화를 야기하며, 이는 이후 움직임의 조율(coordination)과 유연성, 운동패턴에 영향을 미치며 이로 인해 손상의 위험성 증가로 이어진다. 급성장기의 시점을 확인하고 주의 깊게 훈련강도를 모니터링(monitoring)하는 것이 성장골격에 과중한 부하를 줄이기 위해 매우 중요하다.

1) 슬관절 과사용 손상의 생역학적 원인

O'Kane 등은 과사용에 의한 무릎 부상의 위험인자연구에서 외반력의 증가와 하지근력약화가 주요 원인이라고 하였다. 다리 정렬이 좋아지고 하지 및 코어 근력이 좋아지면 유소년 축구선수들의 부상의 위험을 낮출 수 있겠다.

2) 슬관절 과사용 손상의 유병률 및 양상

유·청소년 축구선수들의 슬관절 과사용 손상의 부위와 양상은 나이에 따라 다양하게 나타난다. Volpi 등은 이탈리아의 14세 미만의 축구 선수들을 대상으로 관찰한 결과, 견인골단염(traction apophysitis)의 높은 유병률을 확인할 수 있었으며, 좀 더 나이 많은 선수들의 경우, 건병증을 더 많이 앓고 있는 것으로 확인하였다.

 ## 슬관절 과사용 손상에 의한 전방부 통증 (Anterior Knee Pain by Overuse Injury)

1) 슬관절 슬개대퇴 관절 해부학 및 기능 (그림 3-1)

슬개골은 완전신전시 활차의 외측에 위치해 있다가 굴곡시 점차 내측으로 이동하게 되어 130도 굴곡시까지 대퇴과간 홈 내에 위치하다가 이후로 다시 외측으로 이동하게 된다. 이러한 슬개골의 내외측 주행은 대퇴 사두근, 특히 내측 사광근 및 외측광근에 의해 조절되는데 슬관절을 점차 굴곡 시킴에 따라 슬개골 관절면의 더 많은 부분이 대퇴관절면과 접촉을 이루게 되어, 슬관절 굴곡시 증가된 하중을 상쇄하게 된다. 몇몇 특정한 동작들은 슬개대퇴 관절에 체중의 몇배의 하중을 주게 되는데, 평지 보행시는 체중의 약 0.5배, 계단 오르기 시에는 체중의 약 7-8배정도의 힘이 슬개대퇴 관절에 전해진다. 내측 사광근 및 외측 광근의 조화된 움직임은 슬개골이 활차 안에서 적절한 정렬을 유지하며 움직이는데 필요하며 이러한 움직임에 불균형이 발생 시에 대퇴

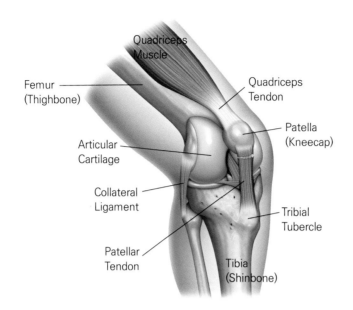

그림 3-1. 슬관절 슬개대퇴 관절 해부학

슬개 관절에 가해지는 부하는 커지게 되며, 접촉 면적 및 응력 또한 변하게 된다.

2) 전방부 통증의 흔한 원인들의 정의 및 설명

(1) 슬개건염(Patellar Tendonitis, Jumpers Knee)

① 증상 및 임상 양상(Symptom and Signs)

슬개건염으로 인해 무릎 앞쪽의 아래로 뻗치는 통증이 내려오는 증상을 호소하게 되며, 통증의 정도는 다양하게 나타날 수 있다. 슬개건이 비후되어 부어 있고 동통 및 열감을 호소할 수 있으며, 동통은 주로 슬개골 하부를 눌렀을 때 주로 악화된다. 통증은 뛰거나 점핑 동작시 주로 나타나게 된다. 앉았다 일어나는 자세나 무릎을 완전히 구부리고 쪼그려 앉을 때도 통증이 악화되는 특징을 보인다.

슬개건염의 원인은 반복적인 대퇴사두근의 수축이 슬개건에 부하를 주게 되며, 건 부착부에 염증과 조직손상을 야기하게 기전으로 발생한다. 유소년기에선 슬개건이 슬개골 성장판에 부착되어있어 성장판에도 손상을 줄 수 있다. 이러한 경우는 Sinding-Larsen-Johansson disease라고 따로 명명하게 된다. 주로 농구나 배구와 같은 점핑 동작이 많은 운동에서 흔하게 발생하지만 대부분의 운동 모두에서 발생할 수 있다.

② 초기대응방법 및 위험인자 관리(Early management and modifications of the risk factors)

통증의 원인이 건에서 유래하던지 골단판에서 유래하던지 간에 통증을 호소하는 경우는 휴식을 취하는 것이 필요하다. 슬개건염은 충분한 휴식을 취하지 않고 지속적으로 운동을 하면 오스굿-슐라터병(Osgood-Schlatter's disease)과 같이 추가 질환으로 이어질 수 있다. 골절이 발생하게 되면 휴식기간이 많이 길어질 수 있으므로 증상발현 시 충분한 휴식을 통한 추가 손상의 예방이 중요하다. 또한 휴식을 취하면서 아이스 팩을 이용하여 수일간 2-3시간정도 냉찜질을 하는 것이 좋다. 통증완화를 위해 진통소염제 복용도 도움이 된다. 운동 습관의 수정과 냉찜질, 소염제복용을 통해 통증의 급속한 완화를 기대할 수 있다. 스트레칭과 코어운동을 함께하는 하지 근력운동이 중요하다. 운동시 테이핑과 보조기 착용이 증상완화에 도움이 될 수 있다.

③ 부상예방을 위한 실제 방안(Practical tips for injury prevention)

▶ 자가 운동법

편심성 스쿼트 운동(Eccentric squat exercise): 스테퍼(stepper)나 롤러(roller)를 이용하여 뒤꿈치를 높게 위치하여 서있는 상태에서 스쿼트 운동을 진행한다. 조기에 근긴장을 줄이기 위해 양측운동을 하다가 근력의 향상과 함께 다리를 번갈아 시행한다(그림 3-2).

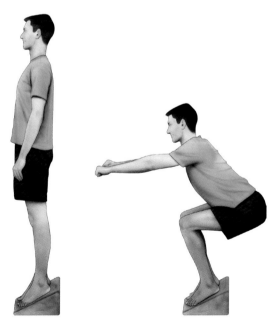

그림 3-2. 편심성 스쿼트 운동

(2) 오스굿-슐라터병(Osgood Schlatter Disease)

① 증상 및 임상 양상(Symptom and Signs)

오스굿-슐라터병은 경골 전방부 근위 경골결절은 골단판의 염증으로 인한 전방부 통증을 일으키는 질환을 일컫는다. 반복적인 대퇴사두근의 수축이 슬개건에 부하를 주게 되며 건의 원위 부착부인 경골결절에 염증과 조직손상을 야기하게 된다. 유소년기에선 슬개건을 통해 경골결절의 골단판에 반복적인 견인력이 작용하게 되며 이로 인해 골단판 부위에 염증, 부종, 동통의 증상으로 이어지게 된다. 이러한 증상이 반복되면 경골결절부위가 두드러지게 튀어나오게 된다. 유·청소년 슬관절 손상 중 주된 과사용 손상의 유형으로 확인되었으며, 13-14세 축구 선수들에게서 가장 높은 유병률을 보임을 보고하고 있다. 20-30%에서 양측에 동반된다고 보고되고 있으며, 오스굿-슐라터병과 같은 견인골단염(traction apophysites) 의 경우 치료 없이 대부분 호전되지 않고, 종종 주된 불편감의 원인이 되며 오랜 시간 지속된다. 슬개건염과 마찬가지로 뛰거나 점핑 동작시 통증이 주로 나타난다. 앉았다 일어나는 자세나 무릎을 완전히 구부리고 쪼그려 앉을 때도 통증이 악화되는 특징을 보인다.

② 초기대응방법 및 위험인자 관리(Early management and modifications of the risk factors)

대개 보존적 치료를 통해 호전이 가능하다. 조기 통증 발생시 휴식 후에도 통증 지속 시 통기브스 치료나 수술적 치료가 필요한 경우도 있다.

③ 부상예방을 위한 실제 방안(Practical tips for injury prevention)

햄스트링과 대퇴사두근 스트레칭 운동을 유연성 향상을 위해 지속적으로 해야 한다. 슬개건 내에 이소골(Ossicle)이 만성통증의 원인이 될 수 있으나 그 빈도는 높지 않으며, 제거가 필요한 경우는 더욱 드문 것으로 알려져 있다. 발목의 거골하 회내전과 같은 기저요인을 치료하는 것이 증상완화에 도움이 된다.

(3) Sinding-Larsen-Johansson Syndrome

① 증상 및 임상 양상(Symptom and Signs)

오스굿-슐라터병과 비슷한 병리 및 임상양상을 보는 손상으로 오스굿-슐라터병은 슬개건 원위 부착부의 병변이라고 한다면 Sinding-Larsen-Johansson Syndrome은 슬개건 근위 부착부의 성장판주위 견연골단염을 일컫는다. 주로 급성장기 직전의 10-13세 선수들에서 주로 발생하게 되고 위험요인이나 유발요인은 슬개건염이나 오스굿-슐라터병과 유사하다.

② 초기대응방법 및 위험인자 관리(Early management and modifications of the risk factors)

초기 대응방법 및 치료 방법은 오스굿-슐라터병과 유사하다. 하지만, 이분슬개골이나 슬개골 하극에 발생한 견열 골절과 감별을 요한다. 오스굿-슐라터병과 달리, 추후 합병증 및 후유증의 염려가 없어 훈련을 유지해도 가능하다. 슬개건 주변으로의 스테로이드 국소 주사는 추후 건의 약화 및 파열의 위험성이 있어 권장되지 않는다.

③ 부상예방을 위한 실제 방안(Practical tips for injury prevention)

반복되는 통증은 12-18개월까지도 지속될 수 있으며 주로 통증은 활동과 관련하여 발생하기 때문에 훈련의 변경을 요할 수 있다. 병인으로 햄스트링의 유연성 저하가 흔하게 관찰되기 때문에 주기적인 햄스트링 스트레칭 운동을 지속해야 한다. 갑자기 악화된 통증은 휴식과 냉찜질, 단기간의 소염진통제 복용으로 쉽게 완화될 수 있다.

(4) 골연골 결손(Osteochondritis Dissecans, 박리성 골연골염)

① 증상 및 임상 양상(Symptom and Signs)

"박리성 골연골염"이라 불리는 골연골 결손 병변은 연골하골(subchondral bone)이 연골하골을 덮고 있는 관절연골과 함께 골연골 조각으로 점진적으로 부분 분리되어 증상을 일으키거나 더 진행하여, 완전 분리된 관절 내 유리체가 되어 증상이 발생하는 질환이다. 슬관절에서 가장 호발하고, 그 외 주관절, 족근관절, 견관절, 고관절 등에서도 발생한다. 이 질환은 슬관절 내 유리체의 가장 흔한 원인이다. 증상은 병변의 진행 정도와 유리된 골연골의 안정성에 따라 다르나, 대개 수개월간 지속되며 아픈 부위가 불분명한 경한 통증과 활동 후 심해지는 관절 종창을 호소한다. 심하게 진행되어 괴사 골편이 분리되면 관절 운동의 잠김 현상 등 반월판 파열과 유사한 기계적 증상을 보일 수 있다. 관절 운동의 감소와 관절 종창이 흔히 나타나며 관절 내로 떨어져 나온 유리체를 환자가 촉진할 수 있는 경우도 있다. 신체검사에서 대퇴골 전내측의 압통이 있을 수 있고, 보행시 경골 극과 대퇴 내과 병변과의 충돌을 피하여 통증을 경감시키기 위해 발을 외회전하여 보행하려 한다. 대퇴 내과의 병변을 진단하기 위한 검사로 Wilson 검사가 많이 사용되고 있다. 이 검사는 환자의 슬관절을 90도 굴곡한 상태에서 침대에 걸터앉게 하고, 검사자가 다리를 내회전하여 저항력을 받으면서 슬관절을 신전하도록 하는 것이다. 약 30도 신전할 때 환자가 통증을 느끼면 양성이다. 내회전을 풀면 통증이 없어진다.

② 초기대응방법 및 위험인자 관리(Early management and modifications of the risk factors)

치료의 목적은 연골하골이 기저 골과 유합하며 관절연골이 보존되고 궁극적으로 관절염의 발생을 방지하는 것이다. 일반적으로 안정성 병변(stable lesion)은 비수술적으로 치료하고 불안정성 병변(unstable lesion)은 수술적으로 치료한다.

비수술적 치료는 성장판이 열려 있는 안정성 병변에서 시도할 수 있다. 비수술적 치료의 기본은 반복적인 충돌 하중을 중지시키는 것이다. 약 6-8주간 체중 부하를 피하고 활동을 제한하는 것이 원칙이며, 활동 제한은 환자가 통증을 느끼지 못하는 정도로 충분히 하여야 한다. 석고 붕대 고정은 관절 강직, 근력 약화 및 관절 연골의 퇴행성 변화를 일으킬 수 있기 때문에 협조를 하지 않는 환자의 경우에만 사용한다. 통증이 없어지고 방사선학적으로 치유가 진행되는 소견이 관찰되면 점진적인 하지 근력 강화 운동을 시작한다. 단순 방사선 검사로 병변의 치유 진행에 대한 판단이 어려울 경우 골 주사 검사가 도움이 된다. 비수술적 치료의 기간에는 아직 정설이 없으나 뚜렷한 임상적 또는 방사선학적 치유가 보이지 않으면 6-9개월을 넘기지 말아야 한다. 비수술적 치료의 결과는 환자의 나이와 병변의 위치에 따라 다양하다. 수술적인 치료는 성장판이 열려 있는 환자에서 병변이 분리되거나 불안정할 경우(Guhl stage III or IV), 충분한 비수술적 치료에도 통증이 악화되는 경우, 혹은 방사선학적 검사에서 병변의 치유가 진행되지 않는 경우에 시행한다.

③ 부상예방을 위한 실제 방안(Practical tips for injury prevention)

골연골염은 치료시기에 따라 치료방침이 달라질 수 있기 때문에 증상이 생기는 경우 질환의 악화를 예방하기 위해 정형외과 의사에게 진료받는 것을 우선 추천한다.

(5) 슬개대퇴통증 증후군(Patellofemoral Pain Syndrome, PFPS)

① 증상 및 임상 양상(Symptom and Signs)

슬개대퇴 통증 증후군은 "슬개대퇴 증후군", "무릎 전방통증", "슬개골 연골 연화증" 으로도 불린다. 다른 병인이 배제된 상태에서 슬개주위 또는 슬개 후방의 통증을 포함하는 포괄적인 의미로 슬개대퇴 통증 증후군으로 표현되는데, 환자마다 통증의 원인이 다르므로 이러한 슬개대퇴 통증의 가능한 원인을 조사하는 것이 꼭 필요하다. 증상은 간혹 날카로운 통증으로 나타나는 경우가 있으며 슬개골 안쪽과 바깥쪽으로 전방부 통증을 호소하게 된다. 주로 달리기, 점핑 시에 통증이 악화되며 장기간 지속되는 경향이 있다.

② 초기대응방법 및 위험인자 관리(Early management and modifications of the risk factors)

슬개대퇴 관절에 부하가 증가되면 슬개대퇴 통증 증후군이 유발될 수 있는데, 관절부하에 영향을 미치는 인자는 크게 외부적 그리고 내부적 인자로 나눌 수 있다. 육체적 활동시에 신체가 지면과 접촉하면서 외부적 부하가 생기게 되며(지면반력; ground reaction force), 이는 신체크기, 보행속도, 지표면 및 신발 등에 의해 조절된다. 부하주기 및 부하빈도도 중요하며, 체중부하 활동시에 슬관절 굴곡 정도의 증가 또한 슬개대퇴 관절에 부하를 증가시키게 된다. 따라서 슬개대퇴 관절의 부하를 증가시키는 활동(트레이닝 양을 높이거나 달리기 속도를 증가시키는 경우 등)은 슬개대퇴부위 전방부 동통을 유발시킬 수 있다(언덕/계단 달리기, 바운딩 등도 슬개대퇴 관절의 부하를 증가시키지만 슬개건의 통증을 더 잘 유발한다!). 내부적인 인자는 슬개대퇴 관절 부하의 크기와 분포에 영향을 미칠 수 있는데, 부하의 분포는 대퇴활차내에서의 슬개골의 움직임(슬개골 트래킹)으로 해석할 수 있으며, 이러한 슬개골 트래킹에 영향을 미치는 인자로는 대퇴골 내회전, 슬관절 외반, 경골회전, 거골하 회내 및 근육 유연성과 같은 '원격'인자와 연부조직 긴장도, 대퇴사두근 내외측부의 신경근 조절과 같은 '국소'인자가 있다.

슬개대퇴 관절의 하중 증가가 슬개대퇴 통증을 유발시키는 기전에 대하여 Dye 등은 일회성의 최대부하 또는 반복적인 낮은 강도의 부하와 같이 생리학적 이상의 부하가 가해지는 경우 슬개대퇴 관절의 근골격계조직에 손상을 일으키게 된다고 하였는데, 이러한 조직의 손상은 슬개주위 활액막에 염증을 일으키게 되어, 통증에 민감한 구조물이 슬개대퇴 통증을 자각하게 되는 일련의 단계적인 반응으로 유발된다. 그러므로 초기의 검사가 완료되고 슬개대퇴 통증 증후군의 진단이 확인되면, 슬개대퇴 통증을 일으키는 내부적/외부적 인자에 대하여 고려해 보아야 한다.

③ 치료방법

슬개대퇴 통증치료를 위해 다음과 같은 총체적 접근을 요한다.

■ 통증의 감소

치료의 최우선 순위는 통증의 경감으로, 대부분 악화시키는 운동으로부터의 휴식으로 충분

표 3-1. 슬개대퇴 통증 증후군을 일으키는 원격유발 인자 및 기전 (대한스포츠의학서적 인용)

유발인자	가능한 기전	확진을 위한 평가 방법
증가된 대퇴 내회전	구조적	고관절 영상 – MRI, X-ray
	대퇴 전경	임상적 평가
	부적절한 근력 및 신경운동 조절의 변화	도수 근력테스트 또는 악력계
	– 고관절 외회전근	바이오피드백
	– 고관절 외전근	
	운동 범위의 제한	
	– 고관절	운동범위 테스트
증가된 슬관절 외반	구조적	방사선학적 – 하지정렬 X-ray
	– 내반슬	임상적 – 각도계/경사계
	– 내반고	
	부적절한 근력 및 신경운동 조절의 변화	도수 근력테스트 또는 악력계
	– 고관절 외회전근	
	– 고관절 외전근	
	– 대퇴사두근	
	– 햄스트링	
	신경운동조절의 변화	
	– 고관절 외회전근	
	– 고관절 외전근	
	– 요추 골반부 근육	
	운동 범위의 제한	
	– 고관절	운동범위 테스트
거골하 회내		
근육의 유연성	대퇴직근	
	대퇴근막장근	
	대퇴사두근	
	햄스트링	
	종아리근	

하지만 얼음찜질, 아세타미노펜(acetaminophen) 단기간 사용, 물리적인 운동치료 등이 필요할 수 있다. 테이핑은 즉각적인 통증감소 효과를 갖으며 이러한 경우 슬개대퇴 통증 증후군을 더 시사하게 된다.

■ 외부 유발인자의 교정

초기에 슬개대퇴 관절의 부하를 줄여야 하지만 재활이 진행되는 동안 슬개대퇴 관절에 지나친 하중을 줄 수 있는 외부 유발인자(예: 훈련, 신발, 표면)를 교정하는 것이 필수적이다.

■ 내부 유발인자의 교정

진찰의는 환자의 통증을 유발시킬 만한 내부인자가 있는지 여부를 처음부터 확인하여야 하며, 내부인자가 존재하는 경우 초기 치료단계부터 해결하도록 노력하여야 한다. 평가된 결과를 근간으로 하여 치료의 방침을 결정하되 환자 개개인마다 개별화하여 접근한다. 내부 유발인자 중 원위 내부적 인자의 해결방법으로는 고관절근육 훈련, 근육과 건 순응도 향상, 발보조기등이 있으며, 국소 내부적 인자의 해결방법으로는 슬관절 테이핑 또는 보조기, 외측연부조직 순응도 향상, 전반적인 대퇴사두 근력강화 및 훈련 등이 있다.

④ **부상예방을 위한 실제 방안(Practical tips for injury prevention)**

이 질환은 수 주안에 증상완화를 기대할 수 있는 비교적 경한 질환이지만 드물게 2년 이상 증상이 지속되는 경우가 있다. 통증이 발생하였다고 해서 훈련을 중지하고 완전한 휴식을 취할 필요는 없다. 선수들은 가능한 범위 내에서 훈련을 유지한다. 단, 오랜 기간 앉아있거나 웅크려 앉기, 및 등상 또는 계단내려오기 등의 활동은 피해야 한다. 사이클링이나 수영 걷기 등의 활동들은 장려한다. 보조기나 테이핑 같은 치료는 개개인마다 각각 다르게 필요시 적용하는 것이 좋다.

재활운동은 주로 유연성, 근력강화, 대퇴사두근, 햄스트링, 가자미근, 등의 근육의 신경근육 효율성 강화운동에 초점을 맞추어 진행한다. 닫힌사슬운동(Closed kinetic chain exercise)이 매우 효과적으로 알려져 있으며, 무릎관절고정은 추천되지 않으며, 아주 드물게 통증이 일상생활에 영향을 줄 정도로 심한 경우에만 국한되게 시행한다.

3 슬관절 과사용 손상에 의한 내측 통증
(Medical Knee Pain by Overuse Injury)

1) 내측 반월상연골판 이상(Medial Meniscue)

(1) 증상 및 임상 양상(Symptom and Signs)

청소년기의 환자들은 내측 반월 연골판의 작은 파열에도 활액막 반응과 무릎 내측 통증이 발생할 수 있다. 스포츠 활동 중 갑자기 멈추거나(cutting), 축이동(pivoting)과 같은 비틀림 활동 시 통증과 클릭(clicking)을 호소한다. 신체검사상 관절선의 압통과 McMurray 검사에서 양성 소견을 보인다. 진단을 위해 자기공명영상을 촬영할 수 있다(그림 3-3).

(2) 초기대응방법 및 위험인자 관리(Early management and modifications of the risk factors)

치료는 급성 반월상연골판 손상 시와 동일하다. 보존적 가료가 우선적으로 시도되지만 효과가 없다면 관절경적 수술이 필요하다. 반월상연골판 완전 절제술은 금기이며, 이는 반월상연골

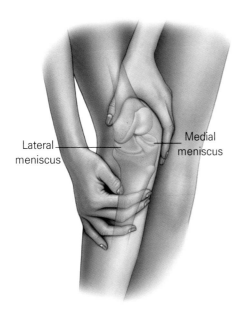

Lateral meniscus

Medial meniscus

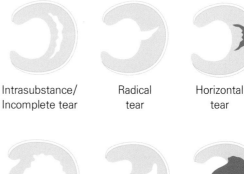

The 6 Common Meniscus Tears

Intrasubstance/
Incomplete tear

Radical
tear

Horizontal
tear

Bucket-Handle
tear

Complex
tear

Flap
tear

그림 3-3. 내측 반월상연골판 파열의 MRI 사진 및 내시경 사진

판 부분 절제술을 시행한 경우에는 손상 받지 않고 남아 있는 반월상연골판이 충격을 흡수할 수 있기 때문이다. 반월상연골판 완전 절제술은 추후 관절염을 초래할 수 있다.

(3) 부상예방을 위한 실제 방안(Practical tips for injury prevention)

내측 구획으로의 관절내 부하력을 줄이기 위하여 외측 광근의 강화운동에 집중하며 내측 광근의 유연성향상을 위해 스트레칭운동을 시행한다(그림 3-4).

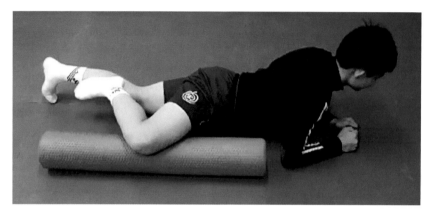

그림 3-4. **폼롤러를 이용한 내측 광근 유연성향상 운동**

외측 광근 강화운동을 위해 옆으로 누운 상태에서 다리 벌리기 운동과 엉덩근 강화운동을 함께 진행한다.

2) 거위발건염(Pes Anserius)

(1) 증상 및 임상 양상(Symptom and Signs)

거위발건은 봉공근(sartorius), 박근(gracilis), 반건양근(semitendinosus)의 연합건이 경골에 부착하는 부위를 말한다. 각 근육(봉공근, 박근, 반건양근)은 다른 신경(대퇴신경, 폐쇄신경, 경골신경)에 의해 지배된다. 이 근육들의 주된 기능은 무릎을 굴곡시키는 것이다. 그리고 그것들은 외반력에 저항하여 무릎을 안정화시키는데 중요한 역할을 담당한다. 과도한 외반력이 발생하면 거위발 건의 손상 위험이 높아진다. 과도한 외반력은 측부인대 불안정, 반월연골판의 병적인 상태, 근육 불균형, 무릎의 외반 기형에 의해 발생한다. 거위발 건 점액낭은 그 부착부와 골막 사이에 위치하고 과사용(overuse)으로 인해 염증 반응이 발생한다. 또한 거위발 건 자체가 압박되고 자극되어 건염이 발생할 수도 있다. 거위발 건염/점액낭염은 흔치 않으나 수영 선수(특히 평영), 사이클 선수, 달리기 선수들에서 발생할 수 있다.

임상 양상은 내측 관절선 근처에 국소적인 압통과 종창으로 나타나며 내측 반월연골판 손상과 유사하다. 슬근 내측의 능동 수축이나 스트레칭에 의해 통증이 발생한다. 자기공명영상과 초음파 같은 방사선학적 검사들이 진단에 도움을 줄 수 있고 다른 병적 상태들을 배제하는데 도움이 된다.

(2) 초기대응방법 및 위험인자 관리(Early management and modifications of the risk factors)

치료는 건염/점액낭염의 일반적 치료 원칙을 따른다. 초음파하에 점액낭에 스테로이드를 주사하는 것은 통증을 줄이는 데 효과적이다. 장기간의 증상 호전을 위해서는 외반력을 일으키는 생역학적 요소와 근육 불균형에 대한 평가를 시행할 필요가 있다.

(3) 부상예방을 위한 실제 방안(Practical tips for injury prevention)

폼롤러를 이용한 자가근막이완술: 거위발건의 근육의 긴장이 증가 되어 있으면 부착부에 무리가 갈 수 있으므로 근막 이완술을 통해 거위발건의 긴장을 줄이고자 한다. 무릎 내측을 폼롤러 위에 올려놓고 체중을 이용하여 이완해 준다. 30번씩 2세트를 반복한다.

2) 내측측부인대 염좌 및 펠레그리니-스티다 증후군(Pellegrini-Stieda Lesion)

(1) 증상 및 임상 양상(Symptom and Signs)

펠레그리니-스티다 증후군은 내측측부인대가 대퇴부에서 파열되며 석회화를 동반하는 병변을 일컫는다. 방사선학적 변화가 명확해지기 전까지는 확인하기가 어렵다. 내측측부인대의 직접적인 외상이나 2-3도 염좌 후 발생한다. 방사선학적인 이상은 증상이 없어도 나타날 수 있다. 펠레그리니-스티다 증후군은 무릎 강직의 주요 원인 질환이다. 다리를 스트레칭 하거나 비틀림(twisting)시 통증을 호소하게 된다. 내측 측부인대 근위부에 있는 압통성 종괴에 의해 관절 운동의 심한 제한을 초래한다.

(2) 초기대응방법 및 위험인자 관리(Early management and modifications of the risk factors)

치료는 무릎의 능동적인 운동을 시행하고 통증이 있으면 내측측부인대의 압통 부위에 스테로이드를 주사한다. 수술적 치료는 현저한 골 형성이 있거나 증상(통증 및 강직)이 지속될 때 제한적으로 시행할 수 있다.

(3) 부상예방을 위한 실제 방안(Practical tips for injury prevention)

내측측부인대 염좌 발생시 기능부전을 피하기 위해 내측 안정성을 담당하는 내전근과 봉공근, 박근, 내측 광근등의 무릎 안쪽에 대해서 보호하면서 기능적으로 강화시켜주는 운동을 한다. 발을 벌리고 스쿼트 운동을 하면 내측 무릎 강화 운동에 도움이 된다. 특히 무릎 관절30도 굴곡범위에서의 반복운동을 통해서 근육보강운동을 시행한다.

4) 내측 구획의 골수병변 및 골좌상

(1) 증상 및 임상 양상(Symptom and Signs)

반복적인 점핑 동작이나 러닝 시 무릎 관절 주위 경골이나 대퇴골 해면골에 반복적인 스트레스를 주게 되며 성장기의 다소 골밀도가 감소되는 유소년에서 골수 병변이 발생할 수 있다. 단순 방사선 검사로 진단하기 어려우며 진단을 위해서 MRI 검사가 필요하다. 전방십자인대 기능부전이나 연골판 손상 등의 기저 질환으로 인해 국소적인 부하력이 증가하는 경우 발생위험이 커지게 된다. 증상은 러닝시나 운동을 지속하면서 통증이 악화되는 경과를 보인다.

(2) 초기대응방법 및 위험인자 관리(Early management and modifications of the risk factors)

범위가 크지 않은 단순 연골하골 병변의 경우는 단기간의 휴식으로 대부분 6개월 내에 운동 복귀가 가능하다고 알려져 있다. 진단 후에는 운동을 제한하고 통증관리를 위해 소염진통제 복용을 고려할 수 있다. 내측 부하를 줄이기 위해 내측 구획의 근육들을 폼롤러를 이용하여 근막이완을 시행한다.

(3) 부상예방을 위한 실제 방안(Practical tips for injury prevention)

폼롤러를 이용하여 내측 근육들의 근막이완을 지속하며 내측 구획의 압력을 줄여주는 내측

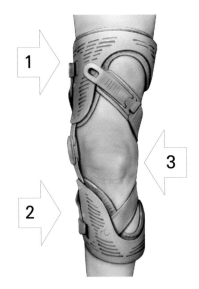

그림 3-5. 보조기(Unloading Brace) 원리

부하감소를 위한 보조기(unloading brace)착용이 유용할 수 있다(그림 3-5).

4 슬관절 과사용 손상에 의한 외측 및 후방 통증 (Lateral and Posterior Knee Pain by Overuse Injury)

1) 베이커 낭종(Baker's Cyst)

(1) 증상 및 임상 양상(Symptom and Signs)

베이커 낭종은 오금부위에 활액으로 찬 종괴가 있는 것을 의미한다. 종괴는 종종 내측 비복근 및 반막양근(semimembranosis muscle) 또는 양측 모두의 하방에 존재하는 점액낭(bursa)이 커진 것으로 볼 수 있다. 또한 만성적인 관절내 삼출물로 내측 비복근과 내측 반막양근 사이에서 돌출 빈도가 높다(그림 3-6).

유아에서는 종괴로 인한 증상이 없고, 자연적으로 소실되는 경우가 종종 있다. 하지만 성인에서는 종괴의 거의 대부분이 관절과 연결되어 있고, 이차적으로 관절내부의 병변과 관련되어 있다. 관절내 병변으로 반월연골판의 병변이 가장 흔하고 그 외에도 전방십자인대 손상, 연골의 퇴

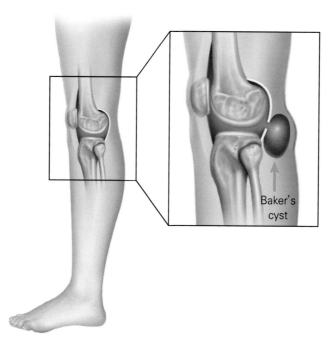

그림 3-6. 베이커 낭종 일러스트 사진

행성 변화, 그리고 관절염이 동반되어 있을 수 있다. 종괴의 크기는 변화할 수 있다. 서 있는 자세에서 무릎을 관찰할 때 후내방 관절선을 따라서 만져지고, 부풀어 오르고, 압통이 있는 종괴가 있는지 확인해야 한다. 무릎의 최대 굴곡 시 그 범위가 제한될 수 있고 통증이 있을 수 있다. 심하게 웅크리거나 무릎을 구부리면 후방부에 통증이 발생할 수 있다. 대개는 관절내 병변과 관련되어 있으므로, 무릎과 관련된 전반적인 평가를 시행해야 한다. 종종 낭종이 파열되기도 하며 하지의 종창을 유발해 정맥혈전증을 유발하기도 한다. 파열된 낭종은 대개 초승달 징후(crescent sign)를 보이며 복상뼈 주위로 반상 출혈(멍든) 소견을 보이기도 한다.

(2) 초기대응방법 및 위험인자 관리(Early management and modifications of the risk factors)

초기 치료 시 반월연골판의 파열과 같은 병변을 확인해야 한다. 단기적으로 흡인과 동시에 스테로이드를 주사하면 유용할 수 있다. 종괴가 크고 증상을 유발하는 경우 수술이 필요할 수 있다. 그러나 원인이 되는 병변을 해결하지 못하면, 종괴는 다시 재발하는 경우가 많다.

2) 장경인대마찰증후군(ITB Friction Syndrome)

(1) 증상 및 임상 양상(Symptom and Signs)

장경인대마찰증후군은 원위대퇴골 외과를 지나 근위경골 외측 Gerdy씨 결절에 부착하는 장경인대는 무릎은 완전 신전한 상태에서는 장경인대가 외과의 전방부에 위치하지만, 굽힘에 따라 30도 각도에서 뒤로 가게 되는데 이러한 움직임이 반복되면서 장경인대가 대퇴골 외과에 부딪히고 마찰을 일으키면서 만성 염증을 유발하고 움직임 시 통증을 유발하는 질환이다. 주로 사이클링이나 테니스, 스키, 축구, 역도와 같은 운동에서 발생한다. 기저원인으로 장경인대가 긴장되어 있거나 햄스트링이 타이트하거나 내반슬, 경골 내회전과 회내족과 같은 인자들이 있다. 운동선수들은 활동과 관련된 외측 슬부 통증을 호소하며 통증은 활동 시에만 생기고 휴식 시 소실된다. 내리막길 달리기가 가장 심하게 통증을 야기할 수 있다.

(2) 초기대응방법 및 위험인자 관리(Early management and modifications of the risk factors)

치료는 대부분 짧은 휴식, 활동 변화, 국고 냉찜질, 소염진통제 복용과 같은 방법으로 통증은 잘 조절될 수 있다. 물리치료는 이러한 조기 치료에 반응하지 않는 경우 시행하며 선행 유발요인들의 교정을 하는 것이 중요하다. 햄스트링이나 장경인대 긴장도를 느슨하게 하며 과회내전 족부의 경우 깔창 착용을 해볼 수 있다. 추가로 온찜질 및 전기치료를 통증 및 염증 완화를 위해 시도할 수 있다.

(3) 부상예방을 위한 실제 방안(Practical tips for injury prevention)

다양한 스트레칭 방법을 통해 장경인대의 긴장도를 느슨하게 해주는 것이 중요하다. 운동 전후에 스트레칭을 하며 서있는 상태에서 아픈 다리를 안 아픈 다리 뒤쪽으로 교차시킨 상태에서 무릎은 편 상태로 허리를 앞으로 굽히는 운동, 아픈 다리를 정상다리 뒤로 교차시킨 상태에서 교차시킨 방향으로 전신을 측면으로 기울여주는 운동도 병행하면 도움이 된다(그림 3-7). 폼롤러을 이용한 외측 허벅지 근육의 긴장완화도 도움이 된다(그림 3-8).

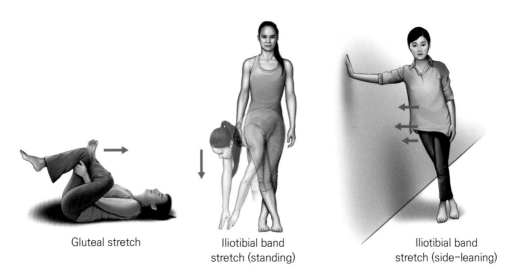

Gluteal stretch

Iliotibial band
stretch (standing)

Iliotibial band
stretch (side-leaning)

그림 3-7. 장경인대 이완 스트레칭

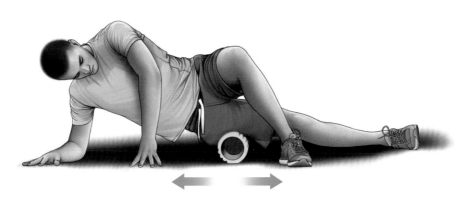

그림 3-8. 폼롤러을 이용한 외측 허벅지 근육의 긴장완화

3) 오금근 건병증 및 경련(Popliteal Tendinopathy and Spasm)

(1) 증상 및 임상 양상(Symptom and Signs)

슬와근은 경골 근위부 골간단부의 후내측 경계에서 기시하여 비복근의 외측두 하방을 통해 근위부로 주행하여 대퇴 외과에 부착한다. 또한 비골두와 외측 반월연골판에도 부착한다. 슬와 건은 외회전과 내회전, 무릎의 내반 스트레스, 그리고 대퇴골의 전방 전위(대퇴 사두근과 후방십 자인대와 같이 작용함)를 제한시킨다. 추가적으로, 신전 위에서 굴곡 시작 시 무릎을 풀어주고, 무릎 굴곡 시 압박력을 최소화시키기 위하여 외측 반월연골판의 후각부를 당기는 역할을 한다.

무릎의 안정성을 유지하는 역할 외에도, 슬와건은 무릎의 다섯 번째 인대로 여겨지므로, 무릎의 안정성을 확인하는 과정에서 경골의 회전 여부를 항상 확인해야만 한다.

　슬와근 부위 통증은 슬와근, 슬와건이나 슬와-궁형 인대총(popliteus-arcuate ligament complex)에서 발생한다. 이러한 구조물들이 서로 가깝게 위치하고 있어서 이 부위에서의 통증을 따로 구분하는 것은 쉽지 않다. 슬와건의 단독 손상은 흔하지 않다. 슬와건 손상은 외측 반월연골판이나 후방십자인대 손상과 동반되는 경우가 흔하다. 후외측 불안정성이 어느 정도의 슬와부 병변과 종종 동반되기도 한다. 비트는 행위는 슬와부 손상을 야기할 수 있다. 슬와건의 충돌(impingement)은 무릎의 회전 불안정성(후방관절막-궁형 인대 염좌), 반복적이고 지속적인 가속/감속 활동과 관련된 과사용(언덕을 뛰어 내려오는 경우)과 동반되어 발생할 수 있다. 과도한 회전은 후외측 부위가 손상 받았다는 것을 의미한다. 무릎의 굴곡 및 신전 운동의 최대 범위가 제한될 수 있고, 통증이 발생할 수 있다. 하지의 생역학적인 관점에서 내반, 외반 그리고 무릎 주위의 회전력을 평가해야만 한다.

(2) 초기대응방법 및 위험인자 관리(Early management and modifications of the risk factors)

　위의 치료에 반응하지 않는 환자들에서는 최대 통증유발점(maximal tenderness)부위나 초음파 유도 하에 슬와부에 직접 스테로이드(corticosteroid injection)를 주사해 볼 수 있다.

(3) 부상예방을 위한 실제 방안(Practical tips for injury prevention)

　연부 조직의 처치 및 움직임(mobilization)으로 무릎의 굴곡, 신전 및 경골 회전의 제한을 호

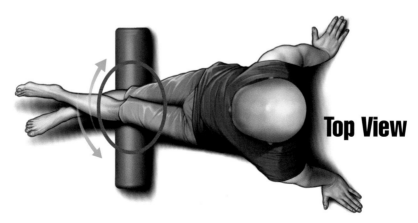

그림 3-9. 폼롤러를 이용한 슬와건 이완

전시킬 수 있다. 재활은 경골 회전근과 슬건의 강화에 초점을 맞춰야 한다. 대퇴 사두근의 약화나 피로는 슬와건에 긴장을 유발하기 때문에 치료되어야 한다. 대퇴사두근에 대한 편심성 수축 프로그램이 권유되고 있다. 스트레칭 운동도 함께 진행한다. 폼롤러를 이용하여 조심스럽게 슬와건을 이완해 준다(그림 3-9).

5 기타

유·청소년의 슬관절뿐만 아니라 과사용 손상은 적절히 계획되고 통제된 강도의 훈련이 안전하고 뼈건강에도 중요하고 가능한 손상을 예방할 수 있다. 유소년 선수들에게 발생할 수 있는 손상에 대해 코치에게 알려주는 것도 매우 중요하다. 이유는 과사용 손상을 조기에 발견하는 것이 효과적인 치료와 대처를 위해 무엇보다 중요하기 때문이다. 무릎의 과사용손상은 자기 스스로 감지한 스포츠 참여와 수행능력에 가장 큰 부담을 주는 것으로 확인되었다. 따라서 특별히 신경써서 예방 해야할 부분이다. 강도, 균형, 협동 및 움직임등을 포함한 신경근골격계 웜업 프로그램이 유소년 축구선수들의 과사용 손상의 위험을 줄일 수 있다고 알려져 있다.

📖 참고문헌

1. Orava S, Puranen J. Exertion injuries in adolescent athletes. Br J Sports Med 1978;12:4-10.
2. Hawkins D, Metheny J. Overuse injuries in youth sports: biomechanical considerations. Med Sci Sports Exerc 2001;33:1701-1707.
3. Le Gall F, Carling C, Reilly T. Biological maturity and injury in elite youth football. Scand J Med Sci Sports 2007;17:564-572.
4. DiFiori JP, Benjamin HJ, Brenner JS, et al. Overuse injuries and burnout in youth sports: a position statement from the American Medical Society for Sports Medicine. Br J Sports Med 2014;48:287-288.
5. Caine D, DiFiori J, Maffulli N. Physeal injuries in children's and youth sports: reasons for concern? Br J Sports Med 2006;40:749-760.
6. O'Kane JW, Neradilek M, Polissar N, Sabado L, Tencer A, Schiff MA. Risk Factors for Lower Extremity Overuse Injuries in Female Youth Soccer Players. Orthop J Sports Med 2017;5:2325967117733963.

7. Rossler R, Donath L, Bizzini M, Faude O. A new injury prevention programme for children's football--FIFA 11+ Kids--can improve motor performance: a cluster-randomised controlled trial. J Sports Sci 2016;34:549-556.

8. Volpi P, Pozzoni R, Galli M. The major traumas in youth football. Knee Surg Sports Traumatol Arthrosc 2003;11:399-402.

9. Adirim TA, Cheng TL. Overview of injuries in the young athlete. Sports Med 2003;33:75-81.

10. Le Gall F, Carling C, Reilly T, Vandewalle H, Church J, Rochcongar P. Incidence of injuries in elite French youth soccer players: a 10-season study. Am J Sports Med 2006;34:928-938.

11. Price RJ, Hawkins RD, Hulse MA, Hodson A. The Football Association medical research programme: an audit of injuries in academy youth football. Br J Sports Med 2004;38:466-471.

12. Vaishya R, Azizi AT, Agarwal AK, Vijay V. Apophysitis of the Tibial Tuberosity (Osgood-Schlatter Disease): A Review. Cureus 2016;8:e780.

13. Beck NA, Patel NM, Ganley TJ. The pediatric knee: current concepts in sports medicine. J Pediatr Orthop B 2014;23:59-66.

14. Barber Foss KD, Myer GD, Chen SS, Hewett TE. Expected prevalence from the differential diagnosis of anterior knee pain in adolescent female athletes during preparticipation screening. J Athl Train 2012;47:519-524.

15. Atanda A, Jr., Shah SA, O'Brien K. Osteochondrosis: common causes of pain in growing bones. Am Fam Physician 2011;83:285-291.

16. Barton CJ, Lack S, Hemmings S, Tufail S, Morrissey D. The 'Best Practice Guide to Conservative Management of Patellofemoral Pain': incorporating level 1 evidence with expert clinical reasoning. Br J Sports Med 2015;49:923-934.

17. Smith TO, Drew BT, Meek TH, Clark AB. Knee orthoses for treating patellofemoral pain syndrome. Cochrane Database Syst Rev 2015:Cd010513.

18. Alba-Martin P, Gallego-Izquierdo T, Plaza-Manzano G, Romero-Franco N, Nunez-Nagy S, Pecos-Martin D. Effectiveness of therapeutic physical exercise in the treatment of patellofemoral pain syndrome: a systematic review. J Phys Ther Sci 2015;27:2387-2390.

19. Wright RW, Phaneuf MA, Limbird TJ, Spindler KP. Clinical outcome of isolated subcortical trabecular fractures (bone bruise) detected on magnetic resonance imaging in knees. Am J Sports Med 2000;28:663-667.

20. Yen YM. Assessment and treatment of knee pain in the child and adolescent athlete. Pediatr Clin North Am 2014;61:1155-1173.

21. Soligard T, Myklebust G, Steffen K, et al. Comprehensive warm-up programme to prevent injuries in young female footballers: cluster randomised controlled trial. Bmj 2008;337:a2469.

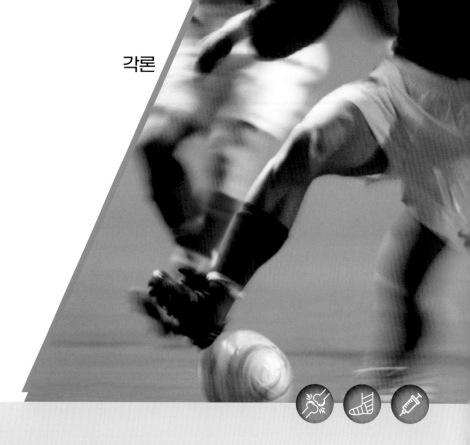

CHAPTER

IV

족부, 족관절 손상

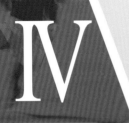

IV 족부, 족관절 손상

● 김진수

1 족부, 족관절 과사용 손상의 총론

1) 족부, 족관절 과사용 손상의 생역학적 원인

족부와 족관절에서의 과사용 손상 원인은 내적요인과 외적요인으로 나누어서 볼 수 있다. 내적요인으로는 나이가 어릴수록, 여자선수에서 피로골절이 잘 발생하며, 평발변형(flat foot), 요족(cavus foot)등의 발 변형이 있는 경우 피로도가 증가하고, 족저근막염, 아킬레스건염이 증가하게 된다. 내측 경골 피로증후군(medial tibial stress syndrome, MTSS)은 여자선수에서 BMI가 증가, 고관절의 내회전이 증가, 대퇴–경골각(Q angle)이 증가되어 있는 경우 잘 발생한다. 요족변형의 경우는 발등, 제5 중족골 피로골절 등이 잘 일어나는 위험인자로 알려져 있다. 한국 및 일본의 지역 특성상 햇빛 세기가 높지 않고, 인종 특성상 비타민 D 부족이 잘 발생하여, 이것 역시 피로골절을 높일 수 있는 위험인자이다.

축구는 달리기, 멈추기, 사이드스탭, 스프린트, 점프, 킥, 헤딩 등 다양한 동작으로 이루어져 있는데, 절대적인 운동량, 달리기를 하는 시간이 중요한 외적요소이다. 1주일에 32 km 이상 러닝을 하는 경우 약 2배의 피로골절 위험도가 따른다.

2) 족부, 족관절 과사용 손상의 유병률 및 양상

15세 이하의 유소년 축구 선수를 대상으로 한 보고에서, 약 46%가 과사용과 연관된 문제를 가지고 있다고 한다. 부상이 발생하면, 평균 4주 가량을 쉬게 된다. 이 중 족부와 족관절에 발생한 경우는 전체에서 약 27%를 차지하였다. 부상 유형은 남자, 여자 유소년 선수 모두에서 뒤꿈치 통증이 가장 많았으며, 발통증, 발목 통증, 아킬레스, 정강이, 종아리순으로 발생하였다. 11세 이하에서는 세브씨질환의 빈도가 가장 높았다.

2 족관절 주변에 발생하는 과사용 손상 (Overuse Injury around Ankle)

1) 아킬레스건염(Achilles Tendinitis)

(1) 증상 및 임상 양상(Symptom and Signs)

아킬레스건에 통증이 있고, 주변에 부종이 있게 된다. 일반적으로 운동을 시작할 때 통증이 가장 심하고, 운동 중에는 통증이 감소하게 된다. 운동이 끝나면 통증이 더 많이 발생하고 심한 경우 다음날 아침 첫발을 디딜 때 통증이 심해서 걷기 힘들다. 아킬레스건을 싸고 있는 힘줄주위조직(paratenon)에 염증이 생겨서 부종이 발생할 수 있고, 이런 경우에 아킬레스건을 손가락으로 눌러 보면 바스락거리는 느낌이 있을 수 있다(crepitus).

종골에 하글룬트(Haglund)변형이 있는 경우에는 아킬레스 건의 부착부에 자극을 받게 되어, 종골의 부착부 통증이 있고, 스트레칭을 깊게 할 때 통증이 심해지는 경우가 있다.

(2) 초기대응방법 및 위험인자 관리(Early management and modifications of the risk factors)

① 초기 대응방법

아킬레스건에 통증이 발생한 경우 여러가지 요소가 원인이 된다. 운동량의 갑작스러운 증가, 단단한 신발로 교체한 경우, 겨울철 땅바닥이 단단한 곳에서 운동을 시행한 경우, 트레이닝 방법의 변화로 아킬레스 및 뒤꿈치로 부하가 증가하는 경우, 계단 오르내리기, 산뛰기, 각도가 증가하는 방향으로 러닝을 시행한 경우 등이 있다. 이런 요소가 발견될 경우 초기에 교정해야 과사용 손상을 예방할 수 있다.

② 치료 방법

평발이 있거나, 아치가 높은 요족이 있는 경우 아킬레스건염이 잘 발생한다. 아킬레스건의 단축이 있는 경우나, 무릎의 축이 내반, 혹은 외반과 같은 생체역학적 변화가 있는 경우는 교정용 인솔을 맞추어서 착용할 수 있다. 그러나 인솔 착용을 통해 하지역학 축 자체의 변화는 완전히 교정할 수 없음으로 발의 내인성 근육(intrinsic muscle)을 강화하거나 아킬레스건의 유연도를 증가시키기 위하여 스트레칭을 시행하는 것이 가장 중요하다. 초기 치료로 운동량을 절반으로 줄이고 아킬레스 스트레칭을 시행하는 것이다. 편심성(eccentric)으로 종아리근을 늘려 주는 운동인 Alfredson 방법이 효과적이다. 부종이 있는 경우는 얼음찜질, 이부프로펜(ibuprofen)등 진통소염제를 단기간 사용할 수 있다.

(3) 부상예방을 위한 실제 방안(Practical tips for injury prevention)

① 자가 운동법

아킬레스 Alfredson 운동법: 스텝퍼나 계단 등에서 운동하는 방법으로 두 발로 뒤꿈치를 든 다음 아프지 않은 발을 들어서, 아픈 발로 체중을 지탱한다. 그리고, 뒤꿈치를 서서히 내려서 아킬레스가 늘어나게 스텝퍼 밑으로 내리는 운동을 한다. 내릴 때는 최대한 천천히 내려오면서, 체

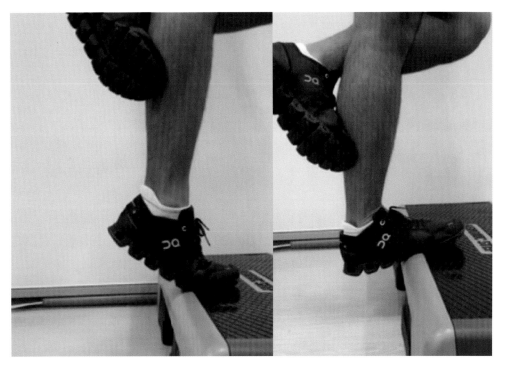

그림 4-1. Alfredson 운동(뒤꿈치내리기 운동)

중을 아킬레스에 실어야 하고, 완전히 스트레칭 되었을 때 약 10초간 유지한다(그림 4-1). 15회씩 3회를 실시하고, 하루 2회를 시행한다. 3개월 이상 매일 꾸준히 실시하면, 아킬레스 통증이 감소하고, 60-90%에서 성공적인 재활 결과를 볼 수 있다.

무릎을 편 상태에서 시행하면 비복근(gastrocnemius) 운동이 되며, 무릎을 15도 굽힌 상태에서 시행하면 가자미근(soleus) 운동이 된다. 아킬레스 부착부가 아픈 경우 완전히 뒤꿈치를 스트레칭 하면 하글룬트 변형부위와 아킬레스가 충돌을 일으키기 때문에 평지에서 시행하는 것을 추천한다.

아킬레스건 통증은 종아리 근육만의 문제가 아니라 하자의 전체적인 근육 약화 혹은 유연성 부재가 원인이 되므로, 햄스트링 및 장요근 등의 스트레칭을 동시에 시행하는 것이 도움이 된다.

2) 비골건염(Peroneal Tendinitis)

(1) 증상 및 임상 양상(Symptom and Signs)

비골건은 발목을 외번(eversion), 족저굴곡(plantar flexion) 시키는 근육이다. 이 근육을 많이 사용하면 비골건염이 발생하게 된다. 비골건염의 경우 운동을 못할 정도의 심한 통증을 가지는 경우는 많지 않다. 하지만 발목에 부상을 입거나, 기능적 감소가 있어 선수 기량이 하락할 수 있

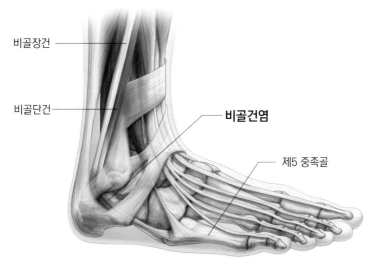

그림 4-2. 비골건 건염은 주로 비골의 끝단의 하방, 종비인대의 위측에서 충돌을 일으키면서 건염을 발생시키다. 부종이 발생하면 발외측, 비골의 후방으로도 생기고 통증이 있는 경우가 있다.

다. 운동량이 부족하다가 갑자기 운동량을 증가시킬 때 통증이 발생하는 경우가 많다. 러닝을 많이 하거나, 조이는 신발을 신은 경우에도 발생한다. 비골건은 주로 비골의 아래에서 꺾이면서 돌아가는 경로에서 마찰되어 아프게 된다(그림 4-2). 발목을 삐었을 경우 비골건이 늘어나면서, 통증이 발생하기도 한다. 비골의 후면, 비골의 끝단에 통증이 있는 경우는 비골건 파열도 의심해볼 수 있다. 비골단건(peroneus brevis)은 비골을 돌아서 제5 중족골 기저부에 부착하지만, 비골장건(peroneus longus)는 입방골(cuboid) 옆으로 돌아 들어가면서 발바닥 내측으로 부착한다. 그래서 비골장건에 비골건염이 생기는 경우에는 발의 외측면이나 발바닥이 아프다고 호소하는 경우가 있다. 발목을 족저굴곡 시켜서 저항검사를 하거나 입방골의 구(groove)에서 압통이 있는지 확인하여 병증을 의심해 볼 수 있다. 심한 경우는 입방골에 피로골절이 발생하기도 한다.

(2) 초기대응방법 및 위험인자 관리(Early management and modifications of the risk factors)

① 초기 대응방법

발목염좌와 잘 동반하기 때문에 발목염좌 이후 발목 재활이 중요하다. 발목을 삐게 되면 비골신경 손상과 함께 비골건의 과도한 스트레칭에 의해서 비골건의 기능 장애가 발생한다. 비골건 근력의 약화뿐 아니라 인지기능(proprioception)의 장애가 생기기 때문에 재활을 시행하여 바로 잡지 않으면, 비골건을 사용하는 방향 전환 및 디딤발을 잡는 동작 등에서 통증이 발생하게 된다. 염좌 이후 인대의 완전한 파열이 아니라면 빠르게 발목의 가동범위를 회복하고 비골건의 근력을 강화시키는 운동, 밸런스를 회복하는 재활 운동을 시행하는 것이 중요하다.

② 치료 방법

비골건염의 진단은 통증이 발생한 위치, 증상으로 확인이 가능하다. 기본적인 치료 방법은 운동 후 얼음찜질을 하는 것이며 본 운동을 시행하기 전 준비운동 및 워밍업을 시행해야 한다. 완전히 운동에서 빠져 휴식을 취하기보다, 발목의 비골건 강화 운동, 물리치료 등 재활을 동시에 시행하는 것이 효과적이다.

(3) 부상예방을 위한 실제 방안(Practical tips for injury prevention)

비골건 강화 운동: 쎄라밴드(THERABAND)를 이용한 발목의 근력 강화 운동이 필요하다. 밴드를 단단히 고정시키고, 반대편 밴드는 발 앞쪽에 고정시켜 발목을 외번하는 운동을 반복한다(그림 4-3). 10회씩 3세트를 시행한다. 반대편으로 내번하는 운동도 동시에 시행하여 밸런스 있게

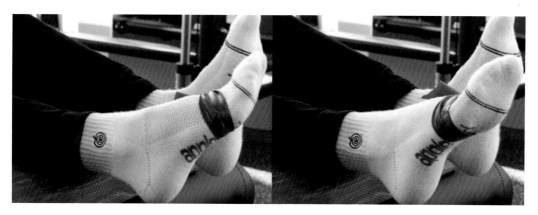

그림 4-3. 비골건 강화 운동 (바깥쪽으로 밀어서 힘을 유지함)

한다.

비골건염이 발생하여, 비골건 파열이 동반된 경우가 아니라면 심각한 문제를 일으키지는 않음으로 적절한 보강운동, 물리치료, 체외충격파 치료 등을 이용하여 치료를 받으면서 운동을 할 수 있다.

3) 장족무지굴곡근 건염(Flexor Hallucis Longus Tendinitis, FHL Tendinitis)

(1) 증상 및 임상 양상(Symptom and Signs)

장족무지굴곡근은 엄지발가락을 아래로 굽히는 근육이다. 발등, 발목을 아래로 굽히는 역할을 한다. 그래서 특이적으로 발목의 족저굴곡, 엄지발가락의 족저굴곡을 시행하는 운동에서 장족무지굴곡근 건염이 잘 발생한다. 가장 많은 빈도를 보이는 운동은 발레이고 축구, 수영 등에서도 많이 발생한다. 발레에서는 포인(pointe) 동작, 축구에서는 인스텝 킥을 하는 경우, 수영에서는 핀으로 발차기를 하는 경우에 주로 사용하게 된다. 주로, 발목의 안쪽 후방부가 아프다고 느끼며, 일부 선수는 아킬레스건이 아픈 것 같다고 호소하기도 한다. 장족무지굴곡근은 하지의 후방부에서 기시해서 발목의 내측으로 돌아가 엄지발가락의 끝에 가서 부착하기 때문에 이 주행부위 어디든지 아플 수 있다(그림 4-4). 발목 뒤를 돌아가는 부위에 삼각부골(os trigonum)이 있는 경우는 이 부골과 충돌을 일으켜 통증이 생기기 때문에 방사선 사진으로 감별을 요한다. 운동량이 많은 경우 발목관절에 활액이 차고 이 활액이 후방부에서 장족무지굴곡근의 건막(tendon sheath)으로 통해 넘어와 발목에 통증이 있는 경우도 장족무지굴곡근이 아플 수 있다. 발레리나

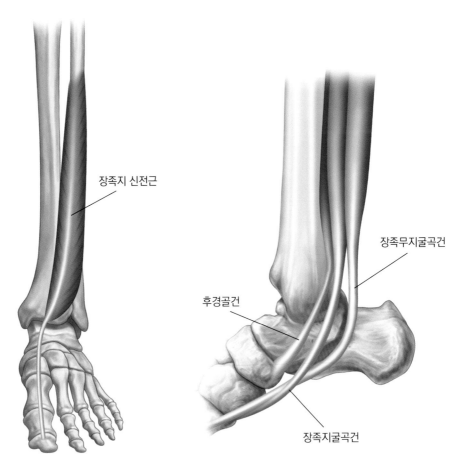

장족지 신전근

장족무지굴곡건

후경골건

장족지굴곡건

그림 4-4. 장족무지굴곡근은 경골의 후방부에서 기시해서 발목의 내측을 돌아서 발바닥 아치, 엄지발가락으로 연결되는데 이 부위에서 장족무지굴곡근 건염이 발생할 수 있다.

에서 종족무지굴곡근이 두꺼워지거나, 경결(nodule)을 만들어 뚝뚝 걸리거나 엄지발가락의 방아쇠 족지(triggering)를 만들 수 있다.

(2) 초기대응방법 및 위험인자 관리(Early management and modifications of the risk factors)

① 초기 대응방법

장족무지굴곡근 건염이 의심되는 경우에는 운동전 준비운동, 워밍업이 필수이고, 운동 직후 얼음찜질을 하는 것이 중요하다. MRI, 초음파에서는 정상에서도 활액이 차 있는 경우가 있기 때문에 증상을 확인하는 것이 중요하다. 장족무지굴곡건의 주행경로에 압통이 있는지 확인하고,

후방 삼각부골이 있는지 후방자극검사를 시행해 보아야 한다.

엄지발가락의 사용의 과도한 사용이 주 원인이지만, 과도한 러닝 등도 원인임으로 통증이 심한 경우에는 운동량의 조절이 필요하다.

② 치료 방법

장족무지굴곡근 건염의 주치료는 얼음찜질과 근육을 강화시켜주는 것이 주된 치료 방법이다. 부종이 있거나, 뚝뚝거림이 있을 때에는 비스테로이드성 소염제(NAIDs)를 복용할 수 있다. 후방 삼각골과 충돌이 심하거나, 운동 시 통증이 심하여 경기를 참여할 수 없을 정도에는 스테로이드 주사를 후방 발목관절 혹은 장족무지굴곡근 건막내 주입을 할 수 있다. 스테로이드 주사의 사용은 주의를 기울어야 하지만, 초음파 유도하에서 관절내, 건막 내 안전하게 주입하면 통증의 감소효과를 즉각 볼 수 있다.

비수술적인 치료에 반응하지 않은 장족무지굴곡근 건염은 이를 싸고 있는 건막을 절제하여 장족무지굴곡근이 충돌을 일으키지 않게 하는 수술적 치료를 해 볼 수 있다. 부골이 있는 경우에는 동시에 삼각 부골절제술이 필요하다.

(3) 부상예방을 위한 실제 방안(Practical tips for injury prevention)

① 자가 운동법

장족무지굴곡근을 강화하는 운동을 해야 한다. 쎄라밴드(THERABAND)을 엄지발가락에 걸고, 족저굴곡하는 방향으로 당긴다.

② Phone book Stretching

두꺼운 책을 바닥에 놓고, 엄지 발가락을 책 위로 올리고 아킬레스 스트레칭을 시행하면 장족무지굴곡근이 최대한 늘어나게 된다. 20초씩 10회 하루 4회를 시행한다(그림 4-5).

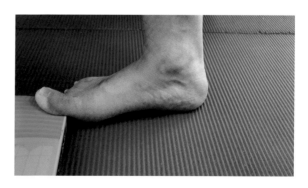

그림 4-5. 장족무지굴곡근을 스트레칭 시키기 위하여 책을 바닥에 놓고, 엄지발가락만으로 누른 후 아킬레스건을 스트레칭 시키는 방법을 사용한다.

4) 거골의 골연골염(Ankle Osteochondral Lesion)

(1) 증상 및 임상 양상(Symptom and Signs)

발목에 통증이 있는 것이 주요한 증상이다. 주로 외상, 발목염좌에 의해서 발생하지만, 나이가 적은 청소년기에는 외상 없이도 발생하는 경우가 많다. 혈액순환장애, 무혈성 괴사 등의 원인으로 거골 연골이 탈락(박리성, dissecans)이 일어나는 질환이다. 보통은 운동을 시작하게 되면 통증이 나타나고, 운동량이 많아지면 발목 통증 및 부종이 발생하게 된다. 골연골병변이 완전히 탈락하게 되면 발목에 끼이거나, 부딪히는 느낌이 들 수도 있다. 발목의 특정부위가 아프기보다 전체적으로 통증이 있고, 정도가 다양하여 의심하지 않으면 진단하기가 힘들다.

(2) 초기대응방법 및 위험인자 관리(Early management and modifications of the risk factors)

① 초기 대응방법

통증 이외에는 특별한 증상이 없기 때문에 진단이 어렵다. 지속되는 발목 관절의 통증이 있는 경우에 의심하고 방사선 사진을 확인하는 것이 필요하다. 유소년기에는 사이즈가 큰 연골병변이 많이 생겨서 단순 방사선으로도 잘 진단되지만, 초기 단계에서는 방사선 상으로 나오지 않는 경우가 많다. 그런 경우는 MRI를 촬영해야 하며, MRI 병기에 따라 치료 방침이 달라진다.

② 치료 방법

MRI를 촬영하여 연골에 부종만 있는 경우, 연골 손상이 있으나 경미하여 연골편이 거골에서 탈락하지 않은 안정적인 경우는 비수술적인 치료를 시행한다. 반석고 부목고정을 하여 발목을 쉬도록 하고, 진통소염제를 복용해서, 약 4-6주간의 휴식을 주어야 한다. 발목 통증이 줄어들고 보행 시 통증이 없어지는 경우에 운동으로 복귀를 시킨다.

MRI상 연골의 골편이 불안정하거나 완전히 탈락한 경우에는 비수술적인 치료가 반응하지 않음으로 연골편을 제거하거나 사이즈가 큰 경우에는 고정하는 수술적 치료를 한다. 유소년기에는 관절내 주사, 스테로이드 주사 등을 많이 사용하지 않는다(그림 4-6).

(3) 부상예방을 위한 실제 방안(Practical tips for injury prevention)

연골의 손상된 범위 형태에 따라 운동을 쉬게 하는 것이 가장 효과적이다. 연골이 손상된 경우 완전하게 회복시킬 수 있는 방법은 아직 없기 때문에 가능한 경우 비수술적으로 통증을 없애

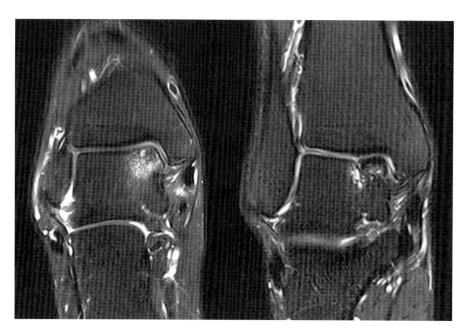

그림 4-6. **좌측은 거골의 연골 손상으로 인해서 음영의 증가를 보이나 연골편의 탈락이 보이지 않는 경우는 비수술적인 치료를 먼저 시행하며, 우측과 같이 연골편이 탈락하거나, 증상이 비수술적으로 회복이 되는 않는 경우는 수술적치료를 시행한다.**

고 운동을 복귀하는 것이 가장 안전한 방법이다. 성인이 아닌 유소년기 거골 박리성 골연골염은 자연치료가 되어 통증이 남지 않는 경우도 있기 때문에 정확한 진단과 병기의 판정을 시행하여 무분별하게 수술적 치료를 시행하지 않아야 한다. 이유 없이 발병하는 경우도 있지만, 가장 흔한 경우는 발목염좌 임으로 발목을 다치지 않도록 필요시에는 테이핑, 보조기 등을 착용하는 것이 도움이 된다.

5) 발목의 활액낭염(Ankle Synovitis)

(1) 증상 및 임상 양상(Symptom and Signs)

운동량이 증가하거나, 휴식 후 운동을 다시 시작할 때 잘 발생하고, 운동 후 발목이 붓고 아프게 된다. 워밍업을 하고, 체온이 올라가면, 통증이 줄어들었다가 운동 직후부터 다시 아프고 붓는 특징이 있다. 발목의 인대 불안정성이 있거나, 연골 손상이 있는 경우에서 흔하기 때문에 활액낭염 자체의 치료도 중요하지만, 동반손상을 정확하게 진단하는 것이 필요하다.

(2) 초기대응방법 및 위험인자 관리(Early management and modifications of the risk factors)

① 초기 대응방법

가장 중요한 것은 운동 후 얼음찜질을 시행하는 것이며, 운동 직후가 가장 효과적이다. 발목 불안정성이 있는 경우는 발목 테이핑을 시행하는 것이 도움이 된다. 얼음찜질 등이 효과적이지 않으면, 발목에 동반된 손상을 확인하고 이것을 치료하는 것이 중요하다. 활액낭염의 자체적 치료는 진통소염제를 복용하거나, 발목 관절 내 소염주사나, 연골액 주사를 시행할 수 있다.

(3) 부상예방을 위한 실제 방안(Practical tips for injury prevention)

예방을 위해서는 적절한 운동량을 지켜야 하며, 이전의 발목 손상병력에 따라 발목의 근력 강화 운동 및 밸런스 운동을 시행해야 한다.

6) 내과의 피로골절(Medial Malleolar Stress Fracture)

(1) 증상 및 임상 양상(Symptom and Signs)

운동을 많이 하면 발목 내측 복숭와뼈(내과)주위에 약간의 시큰거림이 있다가, 발목 내과에 갑작스러운 통증이 발생할 때 의심해야 한다. 완전골절로 발생하기도 하지만 보통은 내측의 불완전한 골절로 발생하며, 방사선 사진에서 잘 보이지 않는 경우도 있음으로 주의를 기울여야 한다.

(2) 초기대응방법 및 위험인자 관리(Early management and modifications of the risk factors)

① 초기 대응방법

내과에 통증이 발생하면, 바로 방사선 촬영을 해야 한다. 골절선이 보이지 않는다면, MRI로 추가적인 검사를 해야하며 골절은 아니지만 골음영이 증가한 경우에는 피로골절의 전구단계로 진단하고 약 4-8주간의 휴식을 요한다. 이 기간에는 조깅이나 점프 등의 동작을 피해야 하며, 방사선학적으로 피로 골절이 발생하였다면, 수술적 치료가 필요하다.

② 치료 방법

내과 피로 골절은 주로 내측 골극이 발생하면서 발생함으로, 골극을 절제하고 골절을 나사못 혹은 금속판으로 고정하는 수술을 시행해야 한다. 일반적으로 6개월간의 복귀 기간을 요하는 부상이라, 적극적으로 진단하여 치료해야 한다.

(3) 부상예방을 위한 실제 방안(Practical tips for injury prevention)

① 원인 자체가 많은 운동량임으로, 러닝, 점프, 스쿼트 등을 할 때 내과에 전구 증상이 있는 경우는 통증이 사라질 때까지 적절한 회복을 위한 휴식을 취하는 것이 예방 방법이다.

7) 비골의 피로골절(Fibular Stress Fracture)

(1) 증상 및 임상 양상(Symptom and Signs)

비골의 피로골절은 아주 흔한 피로 골절 중 하나로 외과의 중간 혹은 원위 1/3에 잘 발생한다. 다른 골절에 비해 방사선 사진에 뚜렷하게 골절선이 보이지 않는 경우가 있어서, 비골에 통증이 있으면 2주 간격으로 방사선 사진을 재촬영해야 한다(그림 4-7).

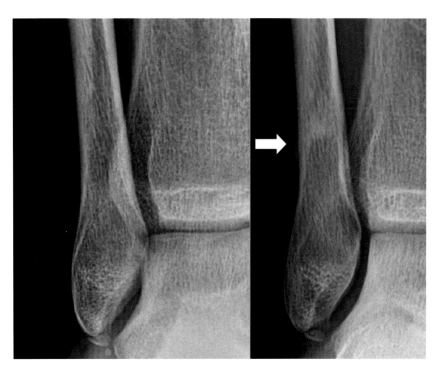

그림 4-7. 좌측과 같이 다친 직후에 촬영을 할 경우 방사선적으로 이상이 없으나, 2주 후 재촬영을 하면 피로골절이 발생하여 가골이 형성된 것을 확인 할 수 있다.

(2) 초기대응방법 및 위험인자 관리(Early management and modifications of the risk factors)

① 초기 대응방법

비골의 피로 골절은 러닝, 점프가 많은 경우 발생되기 때문에 운동량을 조절해야 한다. 내과, 경골, 제5 중족골의 피로골절과는 다르게 수술적 치료는 필요 없고, 약 4-8주간의 안정 및 휴식을 취하면 잘 회복이 된다.

② 치료 방법

치료는 초기 2주는 운동량을 줄이며 안정을 취하고 점차 가벼운 워킹, 하체 근력운동을 시작한다. 통증이 없어지고, 비골 골절부 압통이 없어지면, 가벼운 조깅을 시작할 수가 있다. 이런 피로 골절들은 여자 선수에서 더 많은 빈도를 보이며 섭식장애, 생리장애 등을 동반하게 되면 에너지 부족현상과 더불어 골다공증이 발생하게 되며, 이어 피로골절 부상을 입게 된다. 대부분의 피로 골절은 비타민 D 부족증과 연관 관계가 있어서 보충제를 복용하는 것이 도움이 된다.

(3) 부상예방을 위한 실제 방안(Practical tips for injury prevention)

종아리 근육량과 관계가 있으며 종아리 및 하지의 근력을 강화시키는 것이 중요하고, 평발 혹은 요족이 있는 경우 맞춤형 의료용 인솔을 착용하는 것도 도움이 된다.

저강도 초음파, 체외충격파 등의 치료기도 2차 단계의 치료로 사용해 볼 수 있다.

8) 비복건의 파열(Gastrocnemius Muscle Tear)

(1) 증상 및 임상 양상(Symptom and Signs)

무릎은 편 상태에서 발목을 족배굴곡 시킬 때 갑작스러운 종아리 통증이 발생한 경우 의심할 수 있다. 러닝을 하거나, 갑작스러운 방향의 전환을 할 때 종아리에서 뚝하는 느낌이 든다. 아킬레스건파열과 감별이 필요하다. 가장 많이 다치는 부위는 비복근 내측두의 근-건접합부이다. 비복건과 가자미근을 동시에 다치는 경우도 있어서 이런 것이 초음파로 감별되어야 한다.

(2) 초기대응방법 및 위험인자 관리(Early management and modifications of the risk factors)

① 초기 대응방법

POLICE(protect, optimal loading, icing, compression, elevation)가 초기 치료이다. 수상 직후 출혈이 발생하면 붓고 회복이 느려지기 때문에, 빨리 압박하여 출혈이 일어나지 않도록 하는 것이 중요하다. 수상 2–3일은 보호하고, 압박붕대, 얼음찜질을 시행하면 된다. 통증이 줄어들면 가벼운 스트레칭, 마사지와 함께 가볍게 빨리 걸어다니는 것이 회복에 유리하다.

② 치료 방법

통증이 사라지고, 보행이 가능해지면 바로 발목의 가동성을 회복해야 한다.

약간의 당기는 느낌이 들도록 비복근을 스트레칭 하고, 체중을 부하하지 않는 등척성(isometric) 운동을 시작한다. 스트레칭 시 통증이 없어지면 원심성(eccentric)운동을 시작하고, 구심성(concentric) 운동으로 넘어간다. 가능하면 양발로 뒤꿈치 들기, 한발로 뒤꿈치 들기 등으로 점진적인 근력을 강화시킨다.

(3) 부상예방을 위한 실제 방안(Practical tips for injury prevention)

유소년의 경우에 종아리 근육이 파열이 일어나는 빈도는 성인에 비해선 낮다. 타박상이나 부분적인 손상, 아킬레스건염과 동반하는 빈도가 높기 때문에 아킬레스 스트레칭과 Alfredson 운동을 시행하여 보강해주면 된다. 아킬레스 통증, 종아리 통증이 있으면 운동 후 얼음찜질과 압박치료를 해주는 것이 좋다.

9) 내측 경골 골막염 및 경골 피로 골절(Shin Splint and Tibia Stress Fracture)

(1) 증상 및 임상 양상(Symptom and Signs)

경골의 내측 조면에 통증 및 압통이 생기는 것을 shin splint라고 불렀으나, 최근에는 내측 경골 피로증후군(medial tibial stress syndrome, MTSS)으로 부른다. 발목을 족저굴곡하는 후경골건, 장족무지굴곡근, 장족지굴곡근 등이 경골 내측 조면에 부착하여 골막을 당김으로 염증이 발생하고 통증이 일어난다. 이것이 심해지면, 피로 골절로 진행한다는 보고도 있다.

경골의 피로 골절은 내측 원위부보다는 경골의 전면 중앙부에 더 많이 발생하고, 장거리 달리기 선수와 같이 런닝을 많이 하는 경우 그 충격이 지속적으로 가해지면서 발생한다.

(2) 초기대응방법 및 위험인자 관리(Early management and modifications of the risk factors)

MTSS 혹은 방사선상 보이지 않는 경골의 피로 골절이 의심되면, 1차적으로는 운동량을 줄이고, 얼음찜질, 후내측에 있는 종아리 근육을 이완시킬 수 있도록 마사지를 하는 것이 중요하다. 약 2주간 휴식을 취하고 좋아지지 않는 경우는 진단을 위해서 MRI를 촬영하거나 골동위원소 검사(bone scan)를 시행하는 것이 도움을 준다. 만약 단순 방사선 사진에서는 보이지 않는 후내측의 피로 골절이 MRI로 진단된 경우는 약 1개월의 휴식이 필요하다. MTSS의 경우에는 통증 발생후 급성기는 완전한 휴식, 얼음찜질, 종아리 근육 이완 도수치료 등이 필요하고, 급성기가 지난 이후는 러닝과 점프를 금지하고 종아리 근육 이완치료, 체외충격파 등의 치료를 시행한다. 통증의 경감이 있으면, 가벼운 운동으로 빠르게 복귀하여 운동과 재활을 병용하는 것이 유리하다. 경골의 피로 골절은 고위험군의 골절이다. 방사선상 골절선이 보이면, 이것을 Dreaded black line 이라고 부르고 운동으로 복귀까지 평균 6개월이상 걸린다. 낫지 않는 경우에는 고정수술, 뼈이식 수술이 필요한 경우도 있다.

(3) 부상예방을 위한 실제 방안(Practical tips for injury prevention)

① 경골의 내측 조면을 위아래로 마사지하고 가자미근의 방향에 따라서 심부압박 마사지를 시행한다.

② 단단한 바닥에서는 운동량을 감소시키고, 쿠셔닝이 좋은 운동화를 착용한다. 쎄라밴드(THERABAND)를 이용해서 종아리 근육 및 족저굴곡근을 강화시키고, 발의 내재건을 강화시켜야 한다.

③ 족부에 발생하는 과사용 손상(Foot overuse Injury)

1) 제5 중족골 피로 골절(5th metatarsal stress fracture)

(1) 증상 및 임상 양상(Symptom and Signs)

운동을 하다 보면 제5 중족골 간부에 가벼운 통증, 욱씬거림, 시림 등의 전구 증상이 있다가,

가벼운 외상에 의해서 심한 통증이 오게 된다. 뚝하고 급성의 형태로 골절이 일어나기도 한다.

(2) 초기대응방법 및 위험인자 관리(Early management and modifications of the risk factors)

제5 중족골의 피로골절이 급성으로 완전 골절이 발생한 경우에는 수술적 치료가 필요하다. 단순 골절이 아니라, 반복된 피로에 의해서 발생한 것으로 일반 골절과는 다르게 골유합이 일어나는데 많은 시간이 필요하고, 재발이 많아 수술을 시행하는 것이 운동으로 복귀하는 데 안전하고 빠른 치료 방법이다(그림 4-7). 골수강 내 나사못 고정, 금속판 고정술 등을 시행한다. 골절된 틈새의 간격이 1 mm 이상인 경우에는 고정술을 하더라도 골유합까지 시간이 걸림으로 자가골 이식술을 동시에 시행한다.

(3) 부상예방을 위한 실제 방안(Practical tips for injury prevention)

요족, 평발이 있으면서 발 통증이 있는 경우에는 의료용 맞춤 인솔을 착용하는 것이 도움이 된다. 축구선수는 축구화의 스터드가 제5 중족골 바로 아래에 위치하지 않는 것을 선택해야 하며, 러닝을 할 때는 축구화보다 쿠셔닝이 좋은 러닝화를 신는 것이 낫다. 통증이 발생하면 피로

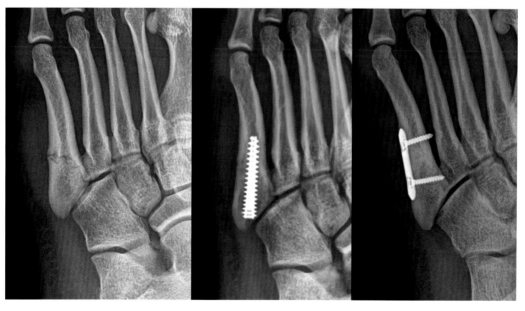

그림 4-8. 중족골의 피로골절은 유합이 잘 일어나지 않고 재골절이 많기 때문에 수술적치료를 시행하는 것이 운동 복귀가 바르고 재골절의 위험성을 낮출 수 있다.

골절이 온 것이 아닌가 의심하고 방사선 촬영을 시행한 것이 필요하다. 혹시 약간의 금이 보이면, 수술이 아니라 약 4–8주간의 휴식만으로도 치료할 수 있는 경우가 있기 때문이다. 체질량지수(BMI)가 높은 경우 재발율이 높기 때문에 체중관리 및 영양관리를 철저히 해야 한다.

2) 제2 중족골의 피로골절(2nd Metatarsal Stress Fracture)

(1) 증상 및 임상 양상(Symptom and Signs)

제2 중족골의 간부에 통증이 발생하며, 의심해서 방사선 사진을 촬영하고 진단할 수 있다. 장거리 달리기 선수에서 많이 발생하고, 업을 서는 발레리나에서도 잘 발생한다.

(2) 초기대응방법 및 위험인자 관리(Early management and modifications of the risk factors)

제2 중족골의 피로 골절은 수술이 필요한 골절은 아니다. 바닥이 단단한 보조기 신발을 착용하고 안정을 취하면, 6–8주 이내에 유합이 이루어지고 운동으로 복귀가 가능하다.

제2 중족골의 근위부 피로골절은 발레리나 같이 제1 중족골이 유연하고, 업을 서는 과정에서 제2 중족골의 근위부로 압력이 증가되어 발생하고, 골유합에 시간이 더 필요하다. 수술이 필요한 경우는 적으나, 적절한 고정이 필요하다. 무용수, 여자선수에서 섭식장애나 골다공증과 동반하는 경우가 있어 병력을 잘 청취해 동반치료가 필요하다.

(3) 부상예방을 위한 실제 방안(Practical tips for injury prevention)

발 형태가 요족, 평발, 무지외반증이 있을 때는 의료용 맞춤 깔창을 사용한다. 운동량이 너무 적을 때(주당 0.5 시간 이하)도 발생하고, 많을 때(주당 15시간 이상)도 발생함으로 적절한 운동량을 가져야 한다.

3) 뒤꿈치 통증 증후군
(Heel Pain: Plantar Fasciitis, Sever's Disease, Calcaneal Stress Fracture)

(1) 증상 및 임상 양상(Symptom and Signs)

뒤꿈치 통증은 족저근막염만 있는 것이 아니다. 원인은 달리기나 점프 등을 많이해 과사용, 반복된 스트레스로 뒤꿈치가 아프게 되는 증상을 통칭하여 뒤꿈치 통증 증후군으로 일컫는다.

증상은 뒤꿈치가 아픈 것으로 유사하나, 병증이 다양하기 때문에 정확한 진단과 치료가 필요하다. 유소년기에는 Sever's 병이 많기 때문에 뒤꿈치 방사선 사진이 필요하다. 종골 골단이 아직 닫히지 않은 상태를 확인하고, 골단이 떨어지지 않았는지 확인해야 한다. 성장통과 비슷한 경과를 보이며, 운동량 조절 및 인솔의 처방이 필요하다.

(2) 초기대응방법 및 위험인자 관리(Early management and modifications of the risk factors)

뒤꿈치 통증이 발생한 경우는 첫째는 운동직후 얼음찜질을 시행한다. 축구화를 신는 경우에는 운동이 끝나고 나면, 쿠셔닝이 좋은 운동화로 갈아 신게 한다. 여러가지 체력운동을 할 때 러닝과 점프를 할 경우 뒤꿈치로 충격을 받지 않도록 훈련을 시키고, 착지 시에 양발 착지를 할 수 있도록 훈련을 한다. 뒤꿈치 통증이 발생하면 족저근막 스트레칭, 아킬레스 스트레칭, Alfredson 운동등을 약 2주간 운동 전후에 시행하도록 한다. 2주간의 운동량 조절 및 스트레칭으로 증상 호전이 없으면, 병원에서 방사선 촬영을 시행하여 종골의 피로골절 및 Sever's 병 등을 감별해야 한다. 피로골절인 경우에는 평균 4-8주간 운동을 멈추어야 한다.

족저근막염으로 진단을 받게 되면 운동량을 절반으로 감량하고, 스트레칭을 철저히 해야 한다. 하체의 다른 부위의 통증으로 보행이나, 훈련 시 바뀐 패턴이 있는지 확인해보고, 이를 교정하는 것이 필요할 수도 있다.

족저근막이 초음파 검사 상 부어 있는 경우에는 진통소염제(NSAIDs)를 사용할 수 있고, 스테로이드 주사 등은 족저근막 파열의 위험이 있기 때문에 사용하지 않는 것이 좋다.

(3) 부상예방을 위한 실제 방안(Practical tips for injury prevention)

족저근막 이완 및 스트레칭이 가장 많이 사용하는 방법이며, Alfredson 운동법도 효과가 있다. 족저근막염, 아킬레스건염은 운동량이 많은 것과 관계가 있지만, 운동을 하지 않다가 운동량을 올릴 때에도 많이 나타난다. 운동을 완전히 쉬는 것이 아니라 감량을 해서 적절한 부하를 견딜 수 있도록 점진적인 운동량의 증가가 필요하다.

4) 종자골 통증(Sesamoid Pain)

(1) 증상 및 임상 양상(Symptom and Signs)

종자골에 통증이 발생하면, 발바닥 앞쪽, 엄지발가락 관절 아래쪽, 내측을 주로 아파하게 된다. 족저근막염으로 오진 하는 경우도 흔하다. 종자골은 발의 아치의 원위부를 형성하고, 장족무지굴곡근이 지나가는 위치에 있으면서, 발의 내측 열의 무게 중심축을 형성하기 때문에 통증이 있으면, 회피를 하게 되어 외측 통증이나, 피로골절을 만들 수도 있다.

(2) 초기대응방법 및 위험인자 관리(Early management and modifications of the risk factors)

종자골통이 있으면, 첫째는 의료용 인솔을 제작해야 한다. 종자골 아래 부분에 압력을 줄여 줄 수 있도록 만들고 6개월 이상 착용해야 효과를 볼 수 있다. 종자골통이 있는 경우 방사선적으로 피로골절, 이분종자골, 무혈성 괴사 등을 감별해야 하나, 통증이 발생하고 시간이 지나가면 이 차이를 구분하기 힘들게 된다. 그래서 통증이 발생하면, 빨리 진단을 받아야 한다.

대부분이 비수술적으로 압력을 해소하고 휴식을 취하면 통증이 감소하게 된다. 인솔로 통증 감소가 없으면 진통소염제를 복용하고, 관절 내 스테로이드 주사로 통증을 없애 주기도 한다. 비수술적 치료가 효과가 없는 경우는 종자골 절제 수술을 하지만, 합병증의 발생이 있어 신중하게 결정해야 한다.

(3) 부상예방을 위한 실제 방안(Practical tips for injury prevention)

점프하고 착지할 때 내측으로 심하게 디딜 때 발생할 수 있어, 점프 후 착지 시 두 발로 하고, 충격을 완화할 수 있도록 트레이닝을 시행해야 한다. 러닝, 장거리 달리기 등의 훈련에서는 러닝화를 착용하도록 하고, 내재근을 강화시키는 훈련을 해야 한다.

5) 각질(Callus)

(1) 증상 및 임상 양상(Symptom and Signs)

운동을 많이 하게 되면 발에 각질이 생기는 것은 어쩔 수 없는 부분이다. 요족이 있는 경우는 특히 많이 생기고, 발 내측 앞꿈치가 통증이 동반하기도 한다.

(2) 초기대응방법 및 위험인자 관리(Early management and modifications of the risk factors)

땀이 많이 나는 경우는 베이비 파우더를 뿌려주어 마찰이 일어나지 않도록 하고, 각질이 두드러져 통증을 만드는 경우는 면도칼로 깎아준다. 칼을 사용하기 때문에 유경험자나 트레이너, 병원을 이용해야 한다. 무지외반증, 요족 등으로 발생하는 경우는 신발을 피팅하고, 의료용 인솔을 맞추어서 신을 수 있다. 심하게 변형이 있고, 각질로 운동이 어려운 경우에는 변형 교정 수술을 시행할 수 있다.

(3) 부상예방을 위한 실제 방안(Practical tips for injury prevention)

운동 시에는 항상 스포츠 양말을 착용하도록 하고, 땀이 많이 난 경우에는 양말을 갈아 신도록 한다. 각질이 많이 생기는 발에 물집도 잘 잡히고 운동을 쉬어야 하는 경우가 있기 때문이다. 운동종목에 맞는 신발은 선택하고, 너무 꽉 끼는 신발은 특수 종목을 제외하고는 피해야 한다.

6) 스포츠 발가락(Sports Toes)

(1) 증상 및 임상 양상(Symptom and Signs)

발톱에 잦은 충돌, 마찰로 인한 조갑하 혈종이 반복해서 생기면서 일어난다. 발톱아래에 혈종이 생기면 상당한 통증이 있다. 신발을 조이게 신거나, 딱 맞게 신을 때 앞이 닿아서 발생하게 된다.

(2) 초기대응방법 및 위험인자 관리(Early management and modifications of the risk factors)

발톱 조갑하 혈종이 생겼을 때 압박이 되지 않도록 하면 1주일 이내에 통증은 가라 앉지만, 통증을 빨리 가라 앉힐 필요가 있을 때는 소독을 하고, 주사바늘 팁으로 발톱을 뚫어서 혈종을 배농해주면 통증이 가라앉게 된다. 그러나 최근에는 감염이 발생할 수 있어서 하지않는 것을 권고한다.

(3) 부상예방을 위한 실제 방안(Practical tips for injury prevention)

일부 지도자, 선수는 발에 꽉 끼는 신발이 더 빨리 달릴 수 있고, 볼을 컨트롤 할 수 있다고 믿는데, 이것은 일반적 사실과 다르다. 신발 사이즈를 적절하게 골라야 한다. 모든 신발은 사이즈가 같다고 해서 같은 모양의 신발이 아니다. 오후 시간에 신발을 직접 신어보고 고르고, 발볼이 끼지 않아야 하고, 신발을 앞으로 세게 밀어 밀착시켰을 때 뒤꿈치에 손가락 하나 정도 여유가 있어야 한다.

4 **요약**

■ 족부 및 발목에 발생하는 과사용증후군에는 요족이나 평발을 동반하여 발뒤꿈치, 아킬레스건, 엄지발가락 내측부 등에서 통증이 많이 발생하게 된다. 통증이 발생하게 되면, 첫 번째로는 운동량을 줄이고, 발목 및 하지의 근력을 강화시키는 것이 중요하다. 발에 압력이 증가되는 요소가 있는 경우는 의료용 인솔이 도움이 되며, 대부분이 재활로서 회복이 가능하다. 일부 제5 중족골 피로 골절, 내과의 피로 골절과 같은 경우는 수술적 치료가 일차적으로 필요한 경우가 있다.

참고문헌

1. Ferran NA, Oliva F, Maffulli N. Ankle instability. Sports Med Arthrosc 2009;17:139−45.
2. Sugimoto K, Takakura Y, Okahashi K, Samoto N, Kawate K, Iwai M. Chondral injuries of the ankle with recurrent lateral instability: an arthroscopic study. J Bone Joint Surg Am 2009;91:99−106.
3. Ferkel RD, Chams RN. Chronic lateral instability: arthroscopic findings and long−term results. Foot Ankle Int 2007;28:24−31.
4. Lee SY, Kim GL, Park DY. Arthroscopic findings and treatment of chronic lateral ankle instability. J Korean Foot Ankle Soc 2007;11:198−203.
5. Omey ML, Micheli LJ. Foot and ankle problems in the young athlete Med Sci Sports Exerc 1999;31:S470−86.
6. Choi WJ, Lee JW, Han SH, Kim BS, Lee SK. Chronic lateral ankle instability: the effect of intra−articular lesions on clinical outcome. Am J Sports Med. 2008;36:2167−72.
7. Miller MD, Thompson SR. DeLee & Drez's Orthopaedic Sports Medicine E−Book: Elsevier Health Sciences; 2014.
8. Leppänen M, Pasanen K, Clarsen B, et al. Overuse injuries are prevalent in children's competitive football: a prospective study using the OSTRC Overuse Injury Questionnaire 2019;53:165−71.
9. Morris K, Simon JE, Grooms DR, Starkey C, Dompier TP, Kerr ZYJJoat. The epidemiology of overuse conditions in youth football and high school football players. J Athl Train 2017;52:976−81.
10. Koutures C, Gregory AJP, Council on Sports M, Fitness. American Academy of Pediatrics Injuries in youth soccer. 2010;125:410−4.

11. Brink MS, Visscher C, Arends S, Zwerver J, Post WJ, Lemmink KAJBjosm. Monitoring stress and recovery: new insights for the prevention of injuries and illnesses in elite youth soccer players 2010;44:809-15.

12. Aicale R, Tarantino D, Maffulli NJJoos, research. Overuse injuries in sport: a comprehensive overview 2018;13:1-11.

13. Brukner P. Brukner & Khan's clinical sports medicine: McGraw-Hill North Ryde; 2012.

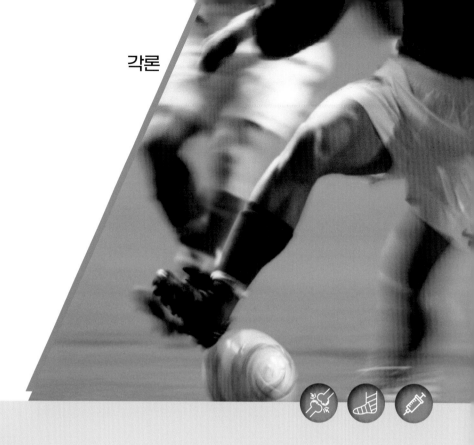

CHAPTER

V

허리 손상

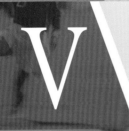

V 허리 손상

● 배중현

1 허리부위 과사용부상 개관(Overview)

척추는 경추, 흉추, 요추, 천추 및 미추로 구분된다. 우리나라에서는 통상적으로 요추와 천추 부위를 '허리(Low back)' 라고 부르며, 통증이 발생하면 '허리 통증' 혹은 '요통'이라 이야기한다. 요통은 뼈, 관절, 근육, 인대, 디스크, 신경 등 다양한 조직에서 발생할 수 있는데 근육만 아플 수도 있고, 관절만 아플 수도 있고, 여러 개가 동시에 아플 수도 있다. 일반적으로 이 중 특정 구조에 손상이나 염증이 생겨서(예를 들어 인대가 찢어졌거나 관절에 염증이 생겨서) 요통이 발생한다고 생각하기 쉽다. 그러나 이런 조직 손상 혹은 염증보다는 훈련 강도 및 동작, 생활 습관, 심리적 요인이나 사회적 요인들이 복합적으로 작용하여 요통이 발생하고 악순환을 유발하는 경우가 많다는 점을 이해하는 것이 매우 중요하다(그림 5-1).

1) 부상 역학(Epidemiology)

허리 부위는 성인과 유소년, 청소년 모두 무릎이나 햄스트링 근육 부위만큼 부상이 흔하게 발생하는 부위는 아니다. 유소년과 청소년 요통의 원인은 대체로 성인과 비슷하다. 유소년, 청소년 선수를 대상으로 한 연구 결과를 보면 척추 전체 6%에서 9.7% 혹은 연구에 따라서 허리에서 13.6% 까지도 높게 나타났다. 이 중 과사용부상은 27–33%정도를 차지한다. 대부분의 과사용부상처럼 허리의 문제도 나이가 많아질수록 4–5배 가량 많이 발생하며, 척추분리증 같은 상태가 동반되기 쉽다. 포지션 별로는 골키퍼가 요통이 발생할 위험이 가장 높다.

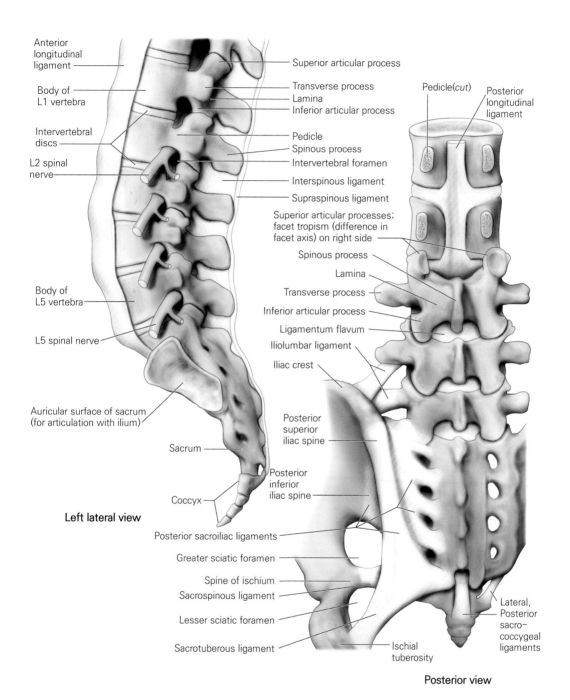

Anterior longitudinal ligament

Body of L1 vertebra

Intervertebral discs

L2 spinal nerve

Body of L5 vertebra

L5 spinal nerve

Auricular surface of sacrum (for articulation with ilium)

Sacrum

Coccyx

Left lateral view

Superior articular process

Transverse process

Lamina

Inferior articular process

Pedicle

Spinous process

Intervertebral foramen

Interspinous ligament

Supraspinous ligament

Superior articular processes; facet tropism (difference in facet axis) on right side

Spinous process

Lamina

Transverse process

Inferior articular process

Ligamentum flavum

Iliolumbar ligament

Iliac crest

Posterior superior iliac spine

Posterior inferior iliac spine

Posterior sacroiliac ligaments

Greater sciatic foramen

Spine of ischium

Sacrospinous ligament

Lesser sciatic foramen

Sacrotuberous ligament

Ischial tuberosity

Pedicle(*cut*)

Posterior longitudinal ligament

Lateral, Posterior sacro-coccygeal ligaments

Posterior view

그림 5-1. **요추부 골성구조**

2) 일반적인 과사용부상 발생 기전

(1) 부상 발생기전

선수들은 드리블, 킥, 점프 그리고 태클 등 척추의 회전과 비틀림은 물론 굴곡, 신전 등의 움직임으로 척추에 부담을 주는 고난이도 기술을 빠른 속도에서 구사해야만 한다. 이 과정에서 척추 안정성에 나쁜 영향을 주는 부적절한 움직임과 반복적인 스트레스가 발생해 통증을 유발한다. 대개 허리의 부하나 움직임이 많아질수록 통증도 명확하게 같이 증가한다.

(2) 내적 요인

서 있을 때 잘못된 허리 자세가 요통 위험성을 증가시킨다. 잘못된 허리 움직임 패턴 또한 외적 요인과 함께 척추에 무리를 주고, 통증에 예민해지게 만든다. 특히 복횡근(transversus abdominis)과 다열근(multifidus)이 약하고 지구력이 부족하면, 킥 동작에서 에너지를 분산시키는 척추 안정성(spine stability)이 저하된다.

(3) 외적 요인

허리에 부하를 주는 연습을 지속적, 주기적으로 과도하게 할 때 요통 발생 위험성이 증가한다. 특히 허리의 회전과 측방 굴곡이 함께 일어날 때 부담이 된다.

(4) 생활습관의 요인

신체 활동량 부족, 갑작스러운 운동량의 증가, 복부 비만, 수면 부족, 술, 담배 등은 허리가 통증에 민감해지는 원인이 된다.

(5) 정신사회학적 요인

통증, 움직임 그리고 활동에 대한 공포, 부정적인 생각 등의 인지적 요소는 기능 장애 정도에 많은 영향을 준다. 그리고 운동과 관련된 스트레스, 코치진의 기대, 미디어, 가족 관계를 비롯한 짜증, 우울감, 분노, 좌절 등의 감정적 요소 역시 비정상적인 적응 행동을 강화시킨다.

(6) 신경생리학적 요인

조직 손상이나 외상에 의한 염증으로 통증이 발생하는 경우 휴식 시에도 통증이 있고, 움직이면 심해진다. 이 통증은 일정 시간이 지나면 가라앉고, 진통소염제가 잘 듣는다. 신체 조직이 손상되어 염증이 발생하지 않았더라도 허리 움직임이 최대 가동범위까지 반복적으로 움직이거나 여러 방향 움직임이 복합적으로 일어날 때 허리의 여러 조직이 자극되고 예민해져 움직임이나 부하에 비례해 요통이 발생할 수 있다. 물론 반복적 동작이나 부하로 미세한 염증이나 손상이 유발되기도 한다. 요통을 오랫동안 앓은 경우 종종 통증이 넓게 퍼져 나타나며 약간의 기계적인 자극에도 통증이 유발되며, 스트레스나 불안, 피로, 기분 혹은 수면 장애와도 관련되는 경우가 많다.

3) 허리부위 과사용부상 일반적인 증상 및 징후

(1) 증상(Symptoms)

통증은 위치가 다양하고, 호전 또는 악화시키는 자세나 동작이 매우 다양하다. 때로는 둔부나 다리로 통증이 퍼지기도 하며, 발가락이나 발목의 힘이 빠지거나 피부를 만지는 감각이나 온도가 이상하게 느껴지는 증상이 발생할 수 있다. 이러한 증상이 오래되면 단순 통증을 넘어서 훈련 또는 경기를 빠지게 되고, 심리적, 사회적으로도 장애가 발생한다.

특히 다음과 같은 경고 증상(red flags)에 해당하는 경우 즉시 병원을 방문하여 의사의 진단을 받아야 한다.

- 1개월 이상 계속되는 통증 혹은 불편감
- 소변이나 대변 이상 혹은 발가락이나 발목 힘이 빠지거나 엉덩이, 다리가 저리는 신경학적 증상
- 심한 외상
- 전신 스테로이드제나 면역억제제 사용
- 악성 종양의 과거력이 있는 경우
- 이유를 알 수 없는 체중 감소
- 야간에 통증이 심해지거나 쉬어도 통증이 좋아지지 않을 때

(2) 임상 양상(Signs)

대개 숙이거나 젖히고, 회전하는 등 허리를 움직이는 어떤 동작에서 주로 통증이 발생하는지 유심히 찾아야 한다. 디스크나 신경 이상이 있는 경우 92%에서 바로 누운 자세에서 다리를 펴

고 수직으로 들어 올릴 때, 무릎 아래에서 통증이 발생하는 하지 직거상 검사 양성 소견이 나타난다. 그러나 하지 직거상 검사가 양성인 사람 중에서도 28%는 디스크나 신경 이상이 없으므로 주의해야 한다.

(3) 비특이적 요통(Non-specific Low Back Pain)

전체 요통 환자의 대다수(85-90%)는 통증을 유발하는 조직을 특정할 수 없고, 이를 비특이적인 요통이라고 분류한다. 대부분 요통은 신체의 한 부분에 국한되어 나타나며, 척추에 가해지는 힘과 움직임의 방향과 명확하게 관련된다.

갑자기 심하게 나타나는 요통의 경우 대개 갑작스럽게 연습량이 늘어났거나, 허리에 반복적으로 높은 부하를 받은 기간이나 훈련을 명백하게 기억할 수 있다. 급성 추간판 탈출증이나 척추분리증 등의 질병을 배제한 후 급성 염좌(acute tissue strain)로 간주한다. 이런 경우 허리를 다쳤거나 손상을 입었다고 생각하기 쉬운데, 앞서 총론에서 설명한 여러 가지 요인들로 인해 평상시에 예민해져 있던 조직들이기 때문에 실질적인 외상과 상해가 없더라도 통증이 발생, 지속될 수 있다. 외상과 상해로 인해 발생하는 요통도 중요한 부분이고, 10-15%는 정상적인 회복기간을 넘어 만성화 할 수 있지만 이 책에서는 다루지 않는다.

반복적, 지속적으로 나타나는 요통은 여러 요인들이 서로 영향을 주고받으며 발생하는데, 그 복잡성(complexity)에 따라 낮음, 중간, 높음 세 가지 그룹으로 분류한다. 대부분 복잡성이 낮은 그룹에 속하고, 경도에서 중등도의 통증을 보인다. 통증으로 인한 장애는 거의 없다. 요통은 특정 움직임 또는 자세에 연관되어 비례하면서 발생한다. 운동 참여가 가능하다. 중간 그룹은 중등도의 통증을 보인다. 이 그룹의 선수들은 통증 때문에 스포츠 활동을 자주 중단한다. 휴식 시 통증과 척추의 기계적인 부하에 통증을 느끼는 양상이 뒤섞여 나타난다. 부정적인 믿음이나 두려움, 과하게 조심하거나 자신감이 없으며, "내 디스크는 너덜너덜해, 허리가 무너졌어, 좋아지지 않을 것 같다" 등의 인지적 요소를 가지며, 이는 통증에 과민한 반응을 한다. 복잡성이 높은 그룹은 중등도에서 중증의 통증과 장애를 가지고 있다. 통증 때문에 거의 모든 활동을 피하며, 중간 그룹과 같은 부정적인 인지 요소를 보인다.

(4) 척추분리증

척추분리증(spondylolysis)이란 일반적으로 척추뼈의 간부(pars interarticularis)의 병변이 영상의학적 검사로 확인된 경우를 기술하기 위해 사용되는 용어이다. 여기에는 척추뼈의 스트레스 손상[스트레스 반응(stress reaction)과 스트레스 골절(stress fracture)]과 결손[defects, 불유합된 골절(non-united fracture)] 상태가 포함된다. 유소년, 청소년 축구 선수에서는 일반인보다 약 5배가량 높은 30%까지도 유병률이 나타났으며, 양측에 모두 발생할 수 있다. 척추의 과신전이 이루어지는 킥의 도입부와 과굴곡이 일어나는 킥의 후반부, 그리고 회전이 반복적으로 발생하면서 골절이 발생한다.

(5) 척추 전방전위증

척추전방전위증(spondylolisthesis)은 척추뼈가 다른 뼈 보다 앞으로 밀려 나온 상태이다. 9-14세에서 호발하며 대부분 요추 5번이 천추 1번보다 앞으로 밀려 나온다. 일반적으로 허리 통증을 잘 유발하지 않지만 선수들은 증상이 발생할 수 있다. 43%의 선수들이 킥 동작에서 통증이 시작된다고 한다. 아래 뼈에 비해 25%, 50%, 75% 밀려 나온 것을 기준으로 1-4기로 나뉜다.

(6) 추간판 질환

'디스크'로 알려진 추간판(intervertebral disc)은 척추뼈 사이에서 완충 역할을 하며, 반복적인 압력과 비틀리는 힘이 가해지면 퇴행성 변화가 진행된다.

퇴행성 변화가 누적되면, 허리를 숙이거나 기침을 하다가 순간적으로 압력이 증가해 추간판 가운데 수핵이 섬유륜이라는 가장자리 중 약해진 부위를 통해 갑자기 밀려나올 수 있다(물풍선을 꽉 누르면 한쪽으로 내용물이 밀려나면서 약한 부분이 찢어져 물이 흘러나오는 장면을 상상하면 된다). 이것이 '급성 디스크'라고 알려진 급성 추간판 탈출증(Acute herniated nucleus pulposus, acute HNP)이며, 자리에 주저앉을 정도로 극심한 통증이 발생한다. 이 때 밀려나온 수핵이 다리로 내려가는 신경을 자극하거나 압박하면 다리가 저리거나 심지어 다리 힘이 떨어지는 마비 증상이 나타나기도 한다.

추간판의 퇴행성 변화가 계속 진행되어 탄력이 줄어들고 눌려서 납작해지면 완충 기능이 떨어지고 주변의 뼈, 인대, 관절, 근육 등에 부담이 증가하면서 통증과 정상적인 구조의 변형이 발생한다. 다양한 구조물이 자극되면서 다양한 형태로 증상이 나타나게 된다. 유소년, 청소년 단계에서는 여기까지 진행되는 경우가 드물다.

(7) 척추측만증

척추측만증(scoliosis)은 척추가 옆으로 휘는 병이다. 원인에 따라 여러 가지 유형이 있으나,

85-90%가 원인이 밝혀지지 않은 특발성 측만증이다. 한 쪽 어깨가 쳐져 보인다거나 걸음걸이가 이상해 보이면 많은 선수와 부모님들은 척추측만증이 있는 것이 아닌가 걱정한다. 유소년과 청소년 시기에 척추측만증을 진단받으면 6개월에 한 번씩 엑스레이 검사로 측만 각도를 검사해야 한다. 엑스레이에서 휜 각도를 측정해 10도보다 크면 척추측만증으로 진단하는데 이 각도는 찍는 자세 혹은 아침 저녁의 변화에도 최대 10도까지 변할 수 있기 때문에 한 번 검사로 모든 것을 판단하면 안된다. 척추측만증이 있다고 해서 유소년과 청소년 시기에 반드시 척추의 통증이 생기는 것은 아니다. 흔히 나쁜 자세 등의 생활 습관이 척추측만증을 유발시킨다고 생각하기 쉬우나 잘못된 생각이다. 전후 사진을 전시 해 놓은 교정치료나 한약 등 검증되지 않은 치료법에 매달리는 경우가 많은데 아직까지 완전하게 과학적으로 검증된 치료법은 경과 관찰, 보조기, 수술 세 가지뿐이다.

② 척추 과사용부상 각론

1) 비특이적 요통

(1) 증상 및 임상 양상(Symptom and Signs)

급성 요통의 경우 통증이 갑자기 심하게 나타나는 경우가 많으며, 둔부, 햄스트링 혹은 종아리로 통증이 뻗쳐나가기도 한다. 허리가 굳어져 뻣뻣해지면서 모든 방향의 움직임이 제한된다.

반복적, 지속적으로 나타나는 요통은 보통 간헐적으로 통증이 발생하고(특정 자세, 움직임, 활동으로 유발됨) 혹은 통증을 유발하는 동작을 계속하면 통증이 계속된다. 허리 가운데 부분이 아프거나 한쪽으로 치우칠 수도 있으며, 허리에 밴드를 감은 것처럼 아프다고 표현하기도 한다. 대부분 명확하게 한 방향으로 움직일 때 통증이 유발된다.

(2) 초기대응방법 및 위험인자 관리(Early management and modifications of the risk factors)

급성 요통은 초기에는 운동을 중단하고 통증이 느껴지는 자세를 피해 본인이 편하다고 느끼는 자세로 누워 안정과 휴식을 취해 증상을 악화시키지 않는 것이 가장 중요하며, 경우에 따라서 진통제, 핫팩이나 전기치료와 같은 물리치료, 테이핑 등의 처치를 할 수 있다. 누워서 안정과 휴식을 하는 것을 48시간 이상 넘기면 좋지 않다는 점을 명심해야 한다.

반복적, 지속적으로 나타나는 요통에 대한 치료는 반드시 의사의 진단 후에 이루어져야 한다.

(3) 치료 방법

초기 대응 방법만으로 통증이 해소되지 않는다면 적절한 진단을 받고 추가적으로 도수치료, 주사치료, 충격파치료 및 운동치료 등으로 치료할 수 있다.

다음은 반복적, 지속적으로 나타나는 요통에서 흔하게 나타나는 패턴과 핵심 사항을 정리한 것이다.

① 뒤로 젖히는 게 아플 때

척추 기립근과 복벽 근육을 동시에 수축하면서 요추 과전만 상태를 유지하는 움직임에서 통증이 발생할 때, 서있거나 앉은 자세에서 등 근육을 잘 이완시키지 못하는 경우가 많다. 스쿼트, 러닝 시 통증이 발생하며, 골반의 전방 경사를 유발하는 고관절 굴곡근의 긴장이나 둔근과 햄스트링 근육의 컨디션 저하와 연관이 있다(그림 5-2).

(A) 뒤로 젖히는 게 아플 때(요추 과전만 상태)

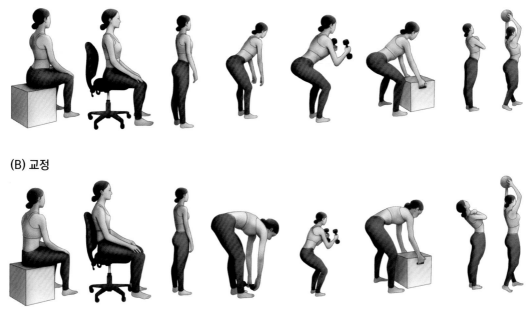

(B) 교정

그림 5-2.

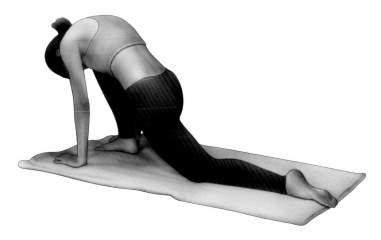

그림 5-3. 좌측 고관절 굴곡근 스트레칭

고관절 후방 근육을 훈련시키는 골반 후방 경사 운동을 시행하여 요추 전만을 감소시킨다. 바로 누운 자세에서 시작하여 앉은 자세, 선 자세 그리고 스쿼트 자세로 진행한다. 허리와 고관절 근육 이완이 힘든 경우 연부조직 치료나 스트레칭을 시행한다(그림 5-3).

척추 신전 시 통증이 발생하는 다른 패턴으로는 서 있는 자세가 스웨이(sway posture)를 보이

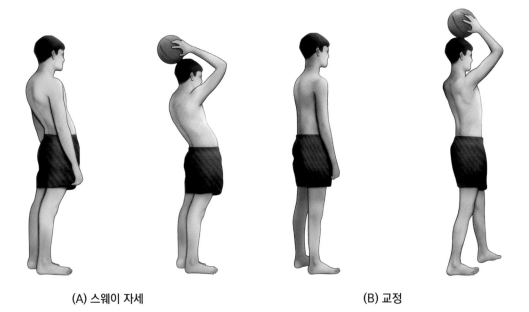

(A) 스웨이 자세   (B) 교정

그림 5-4. 스웨이자세 및 교정

는 경우와 흉추 굴곡을 유지하면서 척추를 뒤로 굽힐 때 요추 부분이 접히면서 통증이 발생할 수 있다. 스로인 시 통증이 생길 수 있다. 장요근과 흉추 기립근의 컨디션 저하와 상복부 근육들의 원심성 수축 조절이 잘 되지 않는다(그림 5-4).

고관절 후방 근육의 조절을 강조하면서 흉추와 상부 요추의 전만을 증가시키면서 스웨이 자세를 교정한다. 상복부와 흉추 신전이 되지 않으면 연부조직 치료를 고려한다. 흉추 신전과 요추 중립 전만에 중점을 두고 스쿼트 자세를 훈련한다.

② 앞으로 굽히는 게 아플 때

골반이 후방경사로 고정된 상태에서 허리를 숙이고 무게를 드는 경우 통증이 발생한다. 흉요추 굴곡 혹은 하부 요추 굴곡과 동반되어 흉요추 신전 및 상복부 복벽의 활성화가 발생하면서 굴곡 부하가 형성된다. 고관절 굴곡근과 요추 기립근의 컨디션 저하 및 숙이는 동작에서 복벽 굴곡근의 과활성이 일어난다(그림 5-5).

(A) 앞으로 굽히는게 아플 때

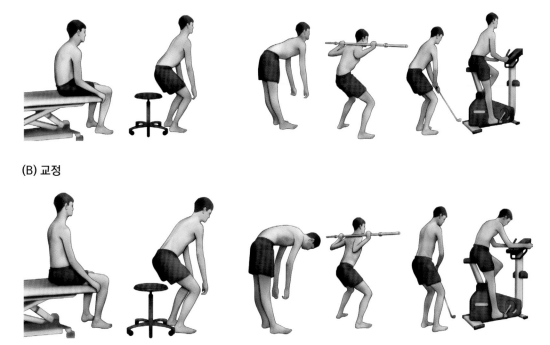

(B) 교정

그림 5-5.

골반 전방 회전 운동과 요추 굴곡을 감소시키는 전략을 취한다. 바로 누운 자세에서 시작하여 앉은 자세로 진행하면서 흉추 기립근과 복벽의 과활성화 없이 골반 전방 경사를 만든다. 이후 선 자세와 스쿼트 자세로 진행한다.

③ 옆으로 굽히는게 아플 때

측면으로 척추 움직임이 일어날 때 통증이 발생할 수 있다. 고관절 외전근(대표적으로 중둔근)과 흉요추의 운동 조절 능력이 부족과 연관되어 있다(그림 5-6).

앉은 자세에서 시작하여 선 자세까지 골반에 대해 머리 위치를 가운데 놓도록 훈련한다.

(A)

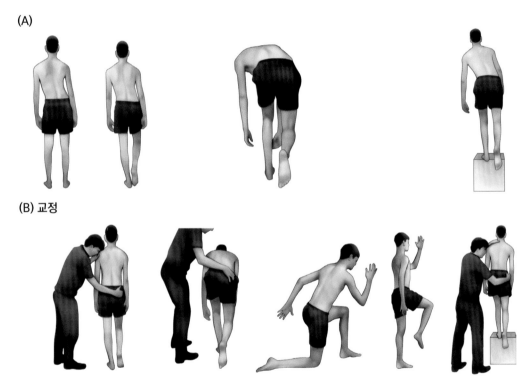

(B) 교정

그림 5-6. 트렌델렌버그 자세, 좌측 중둔근 조절 능력이 부족해 몸통이 좌측으로 쏠림

④ 척추 회전이 아플 때

회전 동작의 통증은 앞서 설명한 다른 동작들의 운동 조절 능력 부족과 연관되어 있다. 척추가 굴곡, 신전, 측방 굴곡 등이 일어나면서 끝 범위에 있을 때 회전이 제한되면서 요추의 부하가

증가한다. 이전에 기술한 방법들이 적용되는 경우가 있고, 흉추 회전 장애가 있는 경우가 있다 (이 경우 복사근의 동시수축과 관련됨). 호흡 조절과 함께 흉추 이완을 교육해야 한다.

⑤ 여러 방향이 다 아플 때

척추가 많이 예민해져 있는 상태일 가능성이 높으며, 척추를 중립자세로 유지하고 있을 때 다소 통증이 완화된다. 치료는 앞서 언급한 방법들을 상황에 따라 복합적으로 적용한다(그림 5-7).

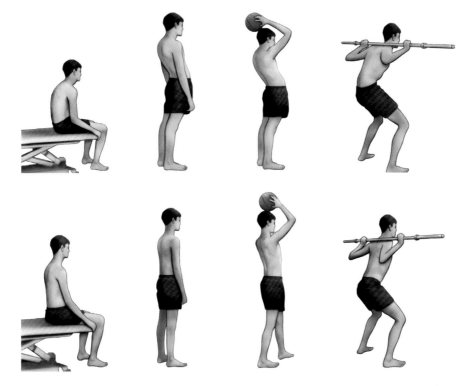

그림 5-7. 스웨이 자세와 굴곡 자세의 복합

2) 척추분리증

(1) 증상 및 임상 양상(Symptom and Signs)

신전, 회전 그리고 측방 굴곡 등 다양한 동작에서 통증이 발생하며, 특히 한 쪽 발로 서서 허리를 뒤로 젖힐 때 통증이 발생한다.

(2) 초기대응방법 및 위험인자 관리(Early management and modifications of the risk factors)

우선 러닝, 점핑, 착지와 같이 척추에 부하를 주는 스포츠 활동을 즉시 중지하는 것이 매우 중요하다. 척추에 축성 부하를 주는 스쿼트 같은 근력 운동도 중단하도록 하고, 반복적으로 몸통을 끝까지 신전, 회전, 그리고 측방 굴곡하는 동작을 피한다. 스트레스 손상과 결손을 구별하기 위해 X-ray와 MRI 검사가 필수이다.

(3) 치료 방법

스트레스 손상은 2-3개월간 허리 보호대를 착용하고 활동을 제한하면서 단계별 재활운동을 실시하는 것으로 잘 치료된다. 추가적으로 물리치료와 충격파치료가 도움이 된다. 보존적 치료로 평균 3.9개월(SD 0.8) 운동을 중단하고 복귀에 5.2개월(SD 2.1)이 걸렸으며, 2년 후 94%가 좋은 결과를 얻었다. 평균적인 치료과정은 다음과 같다.

0-8주: 증상 해소와 뼈 스트레스 회복 기간
9-16주: 적절히 보호하며 훈련 부하를 증가시키는 치료 기간
17주 이후: 완전한 트레이닝과 경기 복귀, 재발 방지를 위한 치료 기간

결손의 치료는 스트레스 손상과 달리 치료 과정에서 통증이 완벽하게 없어지는 것을 기다릴 필요는 없지만 짧은 휴식이 필요하며, 훈련 부하를 증가시킬 때 신중히 모니터링하는 것이 중요하다. 결손부위 뼈 회복을 기대할 수 있는 가능성이 매우 낮기 때문에 통증 감소와 기능 회복에 중점을 두고 치료한다. 스테로이드 주사와 물리치료, 진통제를 사용할 수 있다. 보존적 치료에 실패할 경우 대안으로 수술적 치료를 선택할 수 있다. 수술 후 6개월에서 12개월 내로 80-100%의 선수들이 복귀했다.

(4) 부상예방을 위한 실제 방안(Practical tips for injury prevention)

허리와 골반의 유연성과 운동 조절 능력을 꾸준히 훈련해야 한다. 운동을 쉬다가 갑자기 동계 훈련을 참가하여 고강도 운동을 진행하는 것처럼 재활이나 훈련 강도가 갑자기 치솟지 않게 관리하는 것이 무엇보다 중요하다.

3) 척추전방전위증

(1) 증상 및 임상 양상(Symptom and Signs)

증상이 없는 경우도 많으며, 결손이 있는지 모르는 경우도 많다. 신전 동작 혹은 자세에서 증상이 악화되는 경우가 많다.

(2) 초기대응방법 및 위험인자 관리(Early management and modifications of the risk factors)

척추전방전위증이 있다고 해서 반드시 요통을 일으키지는 않는다는 사실을 이해하고, 요통을 악화시키는 다양한 생물학적, 심리적 요인을 찾아내야 한다.

(3) 치료 방법

1-2기는 보존적 치료로 치료하며, 3기 이상은 신경학적 증상이 악화되거나 영상검사에서 전방전위증이 진행한다면 수술을 고려한다.

(4) 부상예방을 위한 실제 방안(Practical tips for injury prevention)

심부 복부 근육 강화[복직근과 외복사근 활동을 배제하면서 복벽 당기기(abdominal drawing)]에 초점을 맞춘 코어 안정화 운동을 꾸준히 시행해야 한다. 과도한 신전 운동과 유연성 운동은 삼가는 것이 좋다.

4) 추간판 질환

(1) 증상 및 임상 양상(Symptom and Signs)

주로 요통으로 나타나게 되며 통증이 심할수록 퇴행성 추간판 질환을 의심할 수 있다. 퇴행의 단계가 진행될수록 척추 불안정성이나 골극 형성 등의 변화가 오면서 다양한 증상이 동반되지만 유소년과 청소년에서는 드물고, 오직 요통으로만 나타나는 경우가 대부분이다.

(2) 초기대응방법 및 위험인자 관리(Early management and modifications of the risk factors)

통증이 심해진 초기에는 운동을 쉬고 숙이거나 허리를 비틀고, 나쁜 자세로 오래 앉아 있는 것을 피하는 것이 중요하다. 진통제, 물리치료, 테이핑을 사용해 볼 수 있다.

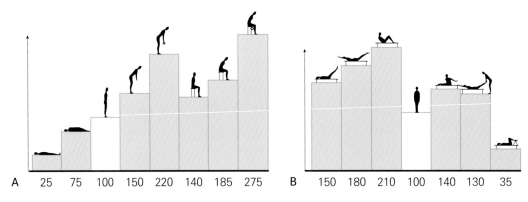

| A | 25 | 75 | 100 | 150 | 220 | 140 | 185 | 275 | | B | 150 | 180 | 210 | 100 | 140 | 130 | 35 |

그림 5-8. 사제에 따른 추간판의 압력

(3) 치료 방법

비수술적 치료 방법의 경우 경막 외 신경차단술, 행동 치료, 통합적인 재활치료가 퇴행성 추간판 질환의 주된 치료 방법이다. 수술적 치료는 척추 유합술을 시행하게 되며, 비수술적 치료가 실패하는 경우 생각해 볼 수 있다. 수술 후 복귀에 대한 연구는 없지만 일반적으로 근력, 유연성, 지구력이 완벽히 갖춰진 상태에서 영상의학적 검사에서 단단하게 유합되어 보이고 증상이 없는 경우에 가능하다.

(4) 부상예방을 위한 실제 방안(Practical tips for injury prevention)

추간판 질환 예방의 핵심은 추간판에 가해지는 압력과 힘을 적절하게 분산시킬 수 있도록 하는 것이다. 이를 위해서 척추 유연성과 근육 컨디션을 꾸준히 관리하고, 올바른 일상생활 자세와 축구 기술을 교정해야 한다. 다음 그림은 서 있는 자세를 기준(100으로 표시)으로 다양한 자세와 상황별로 가해지는 추간판의 압력을 나타낸 것이다(그림 5-8).

5) 측만증

(1) 증상 및 임상 양상(Symptom and Signs)

어깨, 견갑골, 골반의 비대칭이 보일 수 있고, 앞으로 숙였을 때 등의 한 쪽이 볼록하게 올라오는 현상(Adam's test)이 일어난다.

(2) 초기대응방법 및 위험인자 관리(Early management and modifications of the risk factors)

척추측만증은 성장과 밀접한 연관이 있으므로 반드시 병원에서 척추 엑스레이 검사와 성장 검사를 받아야 한다.

(3) 치료 방법

골반 엑스레이 검사로 성장 진행 정도를 표현하는 Risser grade와 측만 각도를 참고해 치료방법을 결정하게 되는데, Risser grade 2 이하에서 측만 각도가 30도에서 45도라면 보조기 치료를 시작한다. Risser grade 0의 유소년이나 초경 전의 여자아이들은 측만 각도가 25도 이상이면 보조기 치료를 시작한다. 45도에서 50도를 넘은 심한 측만은 수술을 고려해야 한다.

(4) 부상예방을 위한 실제 방안(Practical tips for injury prevention)

총론에서 밝힌 것처럼 척추측만증은 아직 많은 경우 원인을 알지 못하며, 나쁜 자세 때문에 측만증이 발생하는 것이 아니다. 척추측만증 치료법으로 알려진 운동 치료 방법 중 과학적으로 완벽하게 검증이 끝난 방법은 없다. 다만 그 중 슈로스(Schroth) 운동법이 시도해 볼 가치가 있다고 인정받기 시작하고 있다.

6) 허리 부상 예방을 위한 Practical tips

허리 부상 예방을 위해 '코어 운동(core exercise)'이 중요하다는 것이 널리 알려져 있다. 선수들은 '코어 운동 혹은 허리 재활' 이라고 하는 방법들로 허리 근육을 강화해 요통을 이겨낼 수 있다고 생각하고 통증을 참으면서 훈련을 강행하는 경우가 많다. 이 방법들은 대부분 근육의 능력을 평가하는 여러 지표들 중 하나인 근력(strength)과 스트레칭[유연성(flexibility)]에 주로 초점이 맞춰져 있는 경우가 많다.

'코어(core)'의 정확한 의미는 허리와 몸통은 물론 근위부(proximal region)라고 부르는 어깨와 고관절 까지도 포함한 넓은 영역을 포함한다. 더불어 오해가 자주 발생하는 부분이 있는데, '코어 안정성(core stability)' 라는 개념이 있다. 많은 선수들이 코어 안정성을 만들기 위해 코어 운동을 하는데 정지되거나 움직이는 자세에서 허리 움직임을 없게 하는 방식으로 안정성을 떠올린다. 플랭크 운동이 대표적인 예시이다. 그러나 코어 안정성은 역동적인 움직임 도중에 코어를 안정적으로 조절하는 능력을 말하는 것으로, 플랭크 운동 단독으로 코어 안정성을 얻기는 쉽지 않다.

좋은 근육은 근력과 유연성 이외에도 지구력(endurance)과 파워(power)를 갖춰야 한다. 이렇게 훈련된 좋은 근육을 바탕으로 각각의 근육이 정확하고 조화롭게 움직일 수 있는 능력인 고유수용성 감각(proprioception), 협응 능력(coordination) 그리고 민첩성(agility)과 더 나아가 축구에 필수적인 요소인 스피드(speed or quickness)나 궁극적으로 파워의 전달(transfer of power)까지도 균형 있게 발달시켜야 진정한 코어 안정성을 위한 코어 운동이라 할 수 있다.

이미 통증이 발생한 경우 여기까지 설명한 과정에서 신경 써야할 요소가 더 많아지게 된다. 가장 먼저 통증을 조절하고 척추와 골반의 유연성을 확보해야 한다. 동시에 허리에 가는 부담을 줄이기 위해 자세나 일상 생활 습관을 조절하고, 축구 기술 동작이 요통을 악화시키는지 찾아보아야 한다. 코어의 강화는 그 다음 순서이다. 기본적인 코어 운동 이외에 축구 선수를 위한 핵심 코어 운동을 몇 가지 소개하며, 다양한 응용 동작으로 훈련할 수 있다.

요통의 예방을 위한 자세는 전만(lordosis)이라고 부르는 앞으로 약간 구부러진 곡선을 이루는 요추의 중립 위치를 유지할 수 있도록 하는 것이다. 서 있을 때는 몸무게를 양 발에 골고루 분산시키고, 어깨와 등이 굽지 않도록 가슴을 펴고 고개를 숙이거나 내밀지 않는다. 앉은 자세는 서 있는 자세보다 허리에 더 큰 압력이 가해진다. 운동하는 시간 외에 장시간 앉아 있는 것이 좋지 않으며, 서 있는 자세와 마찬가지로 요추의 중립 위치를 유지하도록 해야 한다. 수면 후 1시간 정도는 디스크의 압력이 높아져 있으므로 허리 훈련을 피하는 것이 좋다.

과사용부상을 예방하기 위해 훈련 강도를 조절하는 것이 매우 중요하다. 훈련 강도를 1주일마다 비교했을 때, 전주에 비해 10% 이내에서 증가하면 부상 위험 또한 10% 이내로 증가하지만, 15% 이상 증가하게 되면 부상 위험이 21%에서 49%까지 높아진다. 그리고 꾸준히 고강도의 훈련을 소화하고 있는 선수보다 갑자기 고강도의 훈련을 하게 되는 경우 부상 위험성이 높다. 훈련 강도의 경우 정확하게는 GPS 장비로 활동량을 체크하거나, 운동자각도(Rated Perceived Exertion)로도 현장에서 간단하게 운동 강도를 확인해볼 수 있다.

③ 요약

■ 통증은 우리 몸에 이상이 생겼다는 신호이며, 척추 조직에 실질적인 손상이 일어나는 경우보다는 여러 가지 요인들 때문에 통증에 예민해져 요통이 발생하고 악화된다는 점을 알아야 한다.

유소년, 청소년 축구 선수에게 잘 생기는 질병과 그에 대한 치료방법은 일반적인 유소년, 청소년과 완전히 다르다. 이 책에서는 유소년과 청소년 선수들에게 발생할 수 있는 가장 대표적인 허리 질병들을 설명했지만, 이 외에도 미처 다 싣지 못한 다양한 원인이 있을 수 있다. 통증을 계속 참기보다는 심각한 질환이 숨어 있는 것을 놓치지 않고, 최대한 빠르게 경기로 복귀할 수 있도록 대한스포츠의학회의 인증을 받은 스포츠의학 전문의에게 정확히 진단받는 것이 중요하다.

참고문헌

1. 나영무. (2008). 스포츠의학: 손상과 재활치료. 서울: 한미의학.

2. Alvarez-Díaz, P., et al. Conservative treatment of lumbar spondylolysis in young soccer players. Knee surgery, sports traumatology, arthroscopy : official journal of the ESSKA 2011;19(12): p. 2111-2114.

3. Andrade, N.S., et al. Systematic review of observational studies reveals no association between low back pain and lumbar spondylolysis with or without isthmic spondylolisthesis. European spine journal : official publication of the European Spine Society, the European Spinal Deformity Society, and the European Section of the Cervical Spine Research Society 2015;24(6): p. 1289-1295.

4. Björck-van Dijken, C., A. Fjellman-Wiklund, and C. Hildingsson. Low back pain, lifestyle factors and physical activity: a population based-study. Journal of rehabilitation medicine,. 2008;40(10): p. 864-869.

5. Briggs, A.M., et al. Health literacy and beliefs among a community cohort with and without chronic low back pain. Pain 2010;150(2): p. 275-283.

6. Brown, S.H.M. and S.M. McGill. How the inherent stiffness of the in vivo human trunk varies with changing magnitudes of muscular activation. Clinical biomechanics (Bristol, Avon). 2008. 23(1): p. 15-22.

7. Brukner, P. and K. Khan, Brukner & Khan's Clinical Sports Medicine: Injuries. Vol. 1. McGraw-Hill Education Australia. 2016. 521-566, 981-982.

8. Cook, R.W. and W.K. Hsu. Return to Play After Lumbar Spine Surgery. Clinics in sports medicine. 2016. 35(4): p. 609-619.

9. Dankaerts, W. and P. O'Sullivan. The validity of O'Sullivan's classification system (CS) for a sub-group of NS-CLBP with motor control impairment (MCI): overview of a series of studies and review of the literature. Manual therapy. 2011. 16(1): p. 9-14.

10. Dankaerts, W., et al. *Discriminating healthy controls and two clinical subgroups of nonspecific*

chronic low back pain patients using trunk muscle activation and lumbosacral kinematics of postures and movements: a statistical classification model. Spine 2009;34(15): p. 1610−1618.

11. Dankaerts, W., et al. The inter−examiner reliability of a classification method for non−specific chronic low back pain patients with motor control impairment. Manual therapy 2006;11(1): p. 28−39.

12. Dean, E. and A. Söderlund. What is the role of lifestyle behaviour change associated with non−communicable disease risk in managing musculoskeletal health conditions with special reference to chronic pain? BMC musculoskeletal disorders. 2015. 16: p. 87−87.

13. Deehan, D.J., K. Bell, and A.W. McCaskie. Adolescent musculoskeletal injuries in a football academy. J Bone Joint Surg Br 2007;89(1): p. 5−8.

14. Donatelli, R., D. Dimond, and M. Holland. Sport−specific biomechanics of spinal injuries in the athlete (throwing athletes, rotational sports, and contact−collision sports). Clin Sports Med 2012;31(3): p. 381−96.

15. El Rassi, G., et al. Lumbar spondylolysis in pediatric and adolescent soccer players. Am J Sports Med 2005;33(11): p. 1688−93.

16. Ergun, M., et al., Injuries in elite youth football players: a prospective three−year study. Acta Orthop Traumatol Turc 2013; 47(5): p. 339−46.

17. Gatchel, R.J., et al. The biopsychosocial approach to chronic pain: scientific advances and future directions. Psychological bulletin 2007;133(4): p. 581−624.

18. Gregory, P.L., M.E. Batt, and R.W. Kerslake. Comparing spondylolysis in cricketers and soccer players. Br J Sports Med 2004;38(6): p. 737−42.

19. Hangai, M., et al. Lumbar intervertebral disk degeneration in athletes. The American journal of sports medicine 2009;37(1): p. 149−155.

20. Hill, J.C., et al. Comparison of stratified primary care management for low back pain with current best practice (STarT Back): a randomised controlled trial. Lancet (London, England), 2011; 378(9802): p. 1560−1571.

21. Howarth, S.J., T.A.C. Beach, and J.P. Callagha., Abdominal muscles dominate contributions to vertebral joint stiffness during the push−up. Journal of applied biomechanics 2008;24(2): p. 130− 139.

22. Hulin, B.T., et al. Spikes in acute workload are associated with increased injury risk in elite cricket fast bowlers. Br J Sports Med 2014;48(8): p. 708−712.

23. Karppinen, J., et al. Management of degenerative disk disease and chronic low back pain. The Orthopedic clinics of North America 2011;42(4): p. 513−viii.

24. Le Gall, F., et al. Incidence of injuries in elite French youth soccer players: a 10−season study. The American journal of sports medicine 2006; 34(6): p. 928−938.

25. Leppanen, M., et al. Overuse injuries are prevalent in children's competitive football: a prospective study using the OSTRC Overuse Injury Questionnaire. Br J Sports Med 2019; 53(3): p. 165–171.

26. Lundin, O., et al. Back pain and radiological changes in the thoraco-lumbar spine of athletes. A long-term follow-up. Scandinavian journal of medicine & science in sports 2001; 11(2): p. 103–109.

27. Mohammed, N., et al. A comparison of the techniques of direct pars interarticularis repairs for spondylolysis and low-grade spondylolisthesis: a meta-analysis. Neurosurgical focus 2018;44(1): p. E10–E10.

28. National Strength and Conditioning Association and Jeffrey M. Willardson. Developing the Core. editor. Human kinetics; 2014. Chap 8.

29. O'Sullivan, K., et al. Cognitive Functional Therapy for Disabling Nonspecific Chronic Low Back Pain: Multiple Case-Cohort Study. Physical therapy 2015;95(11): p. 1478–1488.

30. O'Sullivan, P. Diagnosis and classification of chronic low back pain disorders: maladaptive movement and motor control impairments as underlying mechanism. Manual therapy 2005;10(4): p. 242–255.

31. O'Sullivan, P.B. Lumbar segmental 'instability': clinical presentation and specific stabilizing exercise management. Manual therapy 2000;5(1): p. 2–12.

32. O'Sullivan, P., et al. Sensory characteristics of chronic non-specific low back pain: a subgroup investigation. Manual therapy 2014;19(4): p. 311–318.

33. Pfirrmann, D., et al. Analysis of Injury Incidences in Male Professional Adult and Elite Youth Soccer Players: A Systematic Review. Journal of athletic training 2016;51(5): p. 410–424.

34. Richardson, C.A. and G.A. Jull. Muscle control-pain control. What exercises would you prescribe? Manual therapy 1995;1(1): p. 2–10.

35. Sakai, T., et al. Conservative Treatment for Bony Healing in Pediatric Lumbar Spondylolysis. Spine 2017;42(12): p. E716–E720.

36. Sakai, T., et al. Incidence and etiology of lumbar spondylolysis: review of the literature. J Orthop Sci 2010;15(3): p. 281–8.

37. Verhagen, A.P., et al. Red flags presented in current low back pain guidelines: a review. European Spine Journal 2016; 25(9): p. 2788–2802.

38. Vibe Fersum, K., et al. Inter-examiner reliability of a classification system for patients with non-specific low back pain. Manual therapy 2009;14(5): p. 555–561.

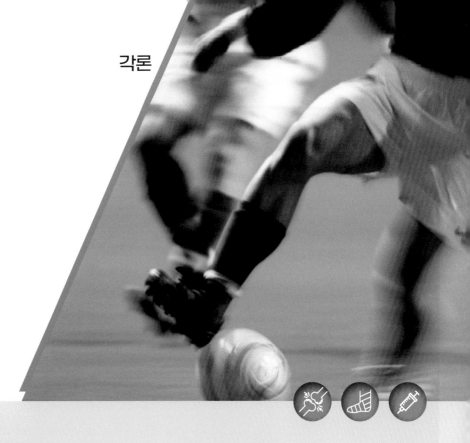

CHAPTER

VI

영양, 골키퍼 부상, 감염증

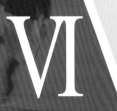

VI 영양, 골키퍼 부상, 감염증

● 영양: 이병훈 │ 골키퍼 부상: 배중현 │ 감염증: 이병훈

1 영양

1) 개관(Overview)

축구와 같이 단기간에 빠른 스피드를 요구하는 운동의 경우 근육 중 지근보다 속근을 많이 사용하게 된다. 급작스러운 근육의 수축과정에서 미세한 근육 손상이 발생하게 될 가능성이 높다. 하지만, 속근의 경우 회복이 느리며 영양이나 회복이 충분하지 않으면 추후 경기력이 크게 감소하게 된다. 반복적인 고강도의 점프 및 스퍼트(spurt)의 동작은 콜라겐 분해를 증가시키며 미세근육손상, 누적된 피로, 콜라겐분해를 얼마나 빨리 회복하느냐가 경기력 향상에 중요한 요인이다. 피로가 누적되는 경우, 실제 슬관절의 전방십자인대가 받는 스트레스가 증가한다는 연구결과도 있으며, 회복을 위해 가장 중요한 부분은 피로회복에 이은 충분한 영양공급이 이루어져야 한다는 것이다. 충분한 영양공급을 위해서는 주식, 반찬, 채소, 과일, 유제품, 수분의 '풀코스' 영양 공급이 제공되어야 한다.

2) 경기나 훈련 전 영양 섭취 전략

(1) 탄수화물

아침, 점심, 저녁 및 경기 전에 충분한 탄수화물을 섭취하는 것이 중요하다. 경기 전에는 일반적으로 3시간 전에 식사하는 것이 좋겠다. 탄수화물은 소화가 좋은 탄수화물을 섭취하는 것을 장려한다. 우리 몸의 주된 에너지원인 탄수화물은 글리코겐형태로 저장된다. 속근을 움직이는 연료로 사용되며, 주된 글리코겐은 간과 근육에 저장되어 있다.

(2) 수분 섭취의 중요성

우리 몸은 전체의 70%정도가 물로 이루어져 있다. 혈액의 경우 92%, 근육도 75%도 수분이 차지하고 있다. 훈련 중 탈수는 심박수를 올리고 운동자각도를 떨어뜨리는 데 영향을 미치는 것으로 확인되어 훈련 중, 후 충분한 수분섭취는 매우 중요하다. 훈련 전후 수분 섭취만 잘해도 근력향상이 된다고 하며 수분섭취를 위한 음료는 여러 가지가 추천된다. 먼저, 비트루트 주스의 채소음료 섭취를 추천할 수 있다. 하루 2회 섭취를 통해 경기 중 피로 감소 및 파워 및 지구력 증가에 도움이 된다. 크레아틴, 베타 - 알라닌이 함유된 수분 섭취를 통해서 점프 능력과 같은 경기력을 향상시킬 수 있다.

(3) 경기나 훈련 중 영양 섭취 전략

경기나 훈련 중에는 1시간 또는 75분 미만 이내에 일반 물(12-15℃) 섭취하는 것이 좋다. 75분 이상 또는 더운 환경에서의 훈련하는 경우에는 탄수화물과 전해질 혼합 음료(시중에서 판매되는 스포츠 음료, 이온음료)와 함께 포도당과 전해질을 보충하는 것이 좋다. 그 외 다른 에너지음료는 경기나 훈련 중 섭취할 필요가 없다.

(4) 회복을 위한 4R 원칙

- 1 원칙: R ehydrate (재수화)
- 2 원칙: R efuel (재충전)
- 3 원칙: R ebuild (재건축)
- 4 원칙: R educe (감소)

▶ 1 원칙: R ehydrate (재수화): 경기나 훈련 이후 탈수 상태에서 수화(물이 충분한 상태)로 되돌아가야 한다. 회복기에 수분 섭취를 잘하지 못하면 근육통증이 크다. 수분 섭취 자가 평가는 경기(또는 훈련) 전과 후의 체중 측정을 통해 추정가능하다.

훈련 전 체중 (kg) - 훈련 후 체중 (kg) = 훈련 중 손실된 수분량 추정 또한 소변 색깔을 확인하여 수분 손실량을 평가할 수 있다.

$$수분 손실 추정 = 경기 전 체중 - 경기 후 체중$$
$$수분 손실 추정 \times 1.5$$

콜라, 차, 커피, 에너지음료등의 카페인 함유 음료는 초기 회복기에 피하는 것이 좋다

▶ 2 원칙: R efuel (재충전): 경기나 훈련 이후 부족한 에너지를 보충한다. 운동 후 근육 글리코겐이 감소되어 에너지 고갈 상태에서 다음 경기와 훈련을 위한 에너지원(연료)을 보충한다. 글리코겐을 빠르게 재충전 시킬 수 있는 탄수화물(50 g)은 아래와 같다.

① 700-800 ml 스포츠음료

② 500 ml 과일주스

③ 잼이 발라진 2장의식빵

④ 시리얼바 2개

⑤ 스포츠젤 2개

▶ 3 원칙: R ebuild (재건축): 경기나 훈련 이후 손상된 근육 회복을 위해 단백질을 보충해야 한다. 실제 운동 뒤 근육을 가장 잘 만들 수 있는 시기는 운동 직후 콜라겐 합성 증가가 활성화 되어 있는 시기이다. 이 시기에 회복에 좋은 단백질 공급원을 섭취하는 것이 중요하다. 단백질 공급원으로는 Skim milk, Soy milk, Steak, Eggs 같은 음식물들이 있으며 가장 좋은 공급원은 우유이다. 최근에는 단백질 보충제도 시중에 많이 시판되어 있는데, 유청 단백질, 카제인 단백질과 같은 단백질 보충도 효과적이다. 유청단백질은 위약섭취군에 비교하여 빠른 근력 회복과 근육 손상 감소를 보고하였다. 분지사슬 아미노산 (BCAA)의 경우는 근육 회복에 효과적이지 않다. 카제인 단백질은 수면 30분 전, 30-40 g정도의 섭취가 바람직하다. 운동선수가 한 끼 식사에 먹어야 하는 단백질 양은 일반적으로 20-40 g정도 섭취할 것을 권고하며 이를 위해서는 고기 90-180 g 혹은, 계란 3-6개, 닭가슴살 90-180 g, 유청단백질 2 스푼에 각각 해당한다.

▶ 4 원칙: R educe (감소): 경기나 훈련 이후 손상된 근육 회복을 위해 근육이 받는 스트레스를 완화시켜주는 것이 중요하다. 경기나 훈련 이후에는 미세근육손상으로 인해 통증, 염증이 발생

하게 된다. 스트레스완화를 위한 영양섭취에는 지방 섭취가 효과적이다. 염증을 줄이고 근육의 회복을 빠르게 하는 좋은 지방은 오메가–3 지방산이 함유되어 있는 음식이다. 오메가–3 지방산은 근육을 회복시켜 경기력을 잘 발휘할 수 있는데 유용하다. 힘든 경기나 훈련 후, 견과류 한줌 정도를 챙기거나 식품으로 섭취하지 못하면, 캡슐로 섭취하는 것이 좋다. 단 고지방 식사는 근육 손상물질이 증가하여 피하는 좋다. 운동 후에는 스트레스 호르몬도 증가하게 된다. 이를 회복하기 위해서는 비타민 D 보충이 유용하다. 실제 비타민 D가 부족한 선수는 인대 손상이나 골절이 더 많이 발생하는 것으로 알려져 있으며 근육의 회복도 느리며 속근도 약하다. 따라서 경기나 훈련 후 5,000 IU를 섭취하는 것이 유용하다.

2 골키퍼 부상

1) 골키퍼 부상 개관(Overview)

골키퍼는 다른 포지션에 비해 전체 부상 발생률이 2/3 정도로 낮다. 일반적으로 축구 부상은 햄스트링 근육 부상이 가장 많은데 골키퍼는 상지와 하체 관절의 부상이 많다. 특히 상지는 다른 포지션보다 5배 정도 부상이 많다. 프로 선수가 아마추어 선수보다 부상률이 높다고 알려져 있다. 골키퍼에게서 흔히 나타나는 과사용부상은 다음과 같으며, 해당 부위에 불편한 증상이 생겼을 때 스포츠의학 전문의에게 진료를 받아야 한다.

2) 부상 역학(Epidemiology)

골키퍼 상지 부상 대부분은 급성 손상이며, 과사용부상은 상대적으로 빈도가 낮다. 손가락은 공과 빈번하게 접촉하면서 손가락의 인대, 힘줄뿐만 아니라 연골의 손상과 궁극적으로 손가락 관절의 퇴행성 변화가 발생할 수 있다. 어깨의 과사용 손상은 공을 던지거나 슛을 잡을 때 어깨 관절의 관절낭과 인대가 과신전(뒤로 과도하게 젖혀짐)되면서 발생한다. 팔꿈치의 과사용 손상은 어깨와 비슷한 방식으로 내측 팔꿈치와 손목 신전근에 발생한다. 고관절은 다리를 빈번하게 벌리면서 굴곡하는 동작이 많아 대퇴 비구 충돌 증상이 발생한다. 잦은 점프와 착지로 허리 통증이 발생하기 쉽다. 아킬레스건 또한 앞뒤, 좌우 전환이 많은 골키퍼 동작 특성상 과사용부상이 쉽게 발생한다. 과사용부상을 방지하기 위해 가장 중요한 것은 충분한 워밍업을 하는 것이다.

3) 부상예방을 위한 Practical tips

손가락을 보호할 수 있는 적절한 골키퍼 전용 장갑을 반드시 사용해야 한다. 골키퍼 장갑은 새끼 손가락이 약지와 간격이 있는 골키퍼 장갑을 사용하지 않는 것이 좋다(그림 적절한 장갑의 예시). 약지와 새끼 손가락의 간격이 넓으면 세이빙, 특히 땅볼 세이빙 시 새끼 손가락에만 강한 볼이 터치되는 순간 새끼 손가락 골절을 당할 수 있다. 반지와 같은 장신구는 심각한 부상을 초래할 수 있으므로 반드시 빼도록 한다.

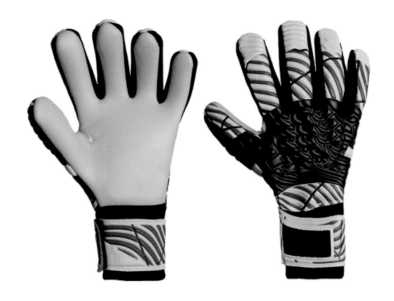

다이빙 동작에서의 손상을 막기 위해 골반 패드가 장착된 골키퍼용 쇼트 장비가 있다. 유소년 선수들은 골반, 무릎을 보호 패드가 되어있는 무릎 아래까지 오는 트레이닝 복(7부 바지)을 착용하며, 팔꿈치 보호를 위한 보호 패드가 있는 유니폼 착용하는 것이 훈련에 도움이 된다(골키퍼들이 현실적으로 인조 잔디 구장에서 많이 훈련을 하며, 인조잔디 특성상 사용 기간이 오래될수록 잔디가 마모되어 바닥이 딱딱해 지며 특히 골 에어리어 부분은 다른 곳보다 잔디의 손상이 많아 더 딱딱할 수 있어 골키퍼들이 세이빙에 대한 부상을 우려해 정확한 자세를 배우거나 유지하기 어려울 수 있다). 훈련 장비는 딱딱한 플라스틱 보다는 부드러운 재질(자유롭게 구부러지거나 밟아도 부서지지 않는)의 콘, 마커를 사용하는 것이 좋다. 특히 점프 훈련용 허들은 가로대가 고정형보다는 터치되는 순간 분리되는 분리형을 사용하는 것이 부상 예방에 도움이 된다.

3 감염증

1) 개관(Overview)

갑작스러운 심한 육체적 운동 이후에는 호흡기계 기관내피세포의 섬모 활동이 감소하고, 혈액 내 림프구 수, CD4 대 CD8 비율 및 점막 IgA 수준이 감소하여 단기간의 면역감소로 이어져 감염의 위험성이 높아진다. 예를 들어 마라톤을 뛰고 난 선수들의 1/3이 시합 종료 후 2주안에 상기도감염을 앓는 것으로 보고되었다(Brukner P, Khan K. In: Brukner and Khan's clinical sports medicine. 3rd Edition. Australia: McGrow–Hill Medical. 2007.). 다만 J 곡선을 따라서 규칙적인 중증도의 운동은 면역능력을 강화시켜 바이러스와 같은 호흡기계 감염을 낮출 수 있다 (표 6-1).

2) 상기도호흡기 감염

상기도호흡기 감염은 운동선수들에서 가장 흔하게 발생하는 질병이다. 병원을 찾는 30-40% 의 이유라는 보고도 있다. 실제 운동량이 많은 선수들에서 운동량이 적은 선수들보다 감염률이 높다는 보고도 있다. 라이노바이러스(*rhinoviruses*), 코로나바이러스(*coronaviruses*), 파라인플루엔자 바이러스(*parainfluenza*)와 같은 바이러스 균의 밀접접촉감염을 통해 전파되며 공기중 비말감염을 일으킨다. 대부분의 상기도 감염은 자가치유가 되며 3-5일 이내에 치유된다. 예방을 위해서는 무엇보다 위생관리가 가장 중요하다. 상기도호흡기 감염이 발생한 선수들의 시합복귀 시점에 대해서는 콧물이나 인후통, 기침의 증상이 경할 경우에는 시합 복귀로 증상이 악화된다는

표 6-1. 훈련 시 면역 강화 위함 임상지침

피해야할 것	장기간의 심한 훈련
	갑작스런 심한 체중감소
	감염환자노출
꼭 해야할 것	적절한 영양공급
	충분한 손위생
	규칙적인 수면
	정기적인 독감 예방접종

근거는 없지만, 발열, 근육통 관절통, 빈맥이 있는 심한 증상의 경우에는 훈련 및 운동이 증상과 이환기간을 증가시킬 수 있다. 특히, 급성 기관지염(acute bronchitis)의 경우는 심한 운동으로 인해 기관연축 및 이차 세균감염의 위험성이 높아져 금기이다. 급성 세균성 폐렴은 최소 2주간 휴식을 취하는 것을 권고하며 폐렴구균에 의한 폐렴의 경우는 4-6주간의 휴식을 권고한다. 운동 복귀시점은 흉부방사선사진이 중요하지 않고 증상의 호전여부를 보고 판단하게 된다. 운동 복귀를 하여도 이틀 가벼운 운동과 하루의 휴식의 프로토콜을 2주간 지속 후 복귀하도록 지도해야 한다.

3) 피부 감염증

운동선수들에게 피부 감염증은 흔하게 발생한다. 대부분이 바이러스(*herpes simplex infection, molluscum contagiosum, warts*), 세균(*impetigo, folliculitis*), 혹은 진균(*tinea*)에 의해 발생한다. 감염 경로는 직접 접촉이 많은 레슬링, 축구, 럭비 유도 같은 운동에 흔하게 발생한다. 운동선수에 발생하는 가장 흔하고 주요한 바이러스감염은 *herpes simplex virus (HSV)* 감염증과 *Molluscum contagiosum*, 그리고 *warts*이다. 찰과상, 땀, 환기가 잘 안되는 옷을 비롯하여 공동 샤워실 등의 요인들이 감염의 위험인자이다.

축구 선수들은 장거리의 달리기운동을 하기 때문에 족부 무좀이 흔하게 발생할 수 있다. 족부 무좀은 *Trichophyton rubrum*와 *Trichophyton mentagrophytes*의 진균에 의해 발생하는데 가려움증과 발바닥의 작열감을 호소할 수 있다. 국소 스테로이드 연고를 사용하여 발바닥에 튀어나온 경계를 줄여 증상을 완화시킬 수 있다.

4) 예방접종 및 예방수칙

감염 예방은 엘리트 운동 선수를 돌보는 의사에게 중요한 고려 사항이다. 비록 일반 인구에 비해 운동 선수의 감염이 더 빈번할 수 있다는 연구 결과가 있지만, 운동 선수는 비선수보다 사소한 감염으로 의사를 방문할 가능성이 훨씬 높으며, 감염 발생으로 인해 발생하는 훈련 및 경쟁에 대한 더 심각한 결과로 인해 더 자세히 감염증에 대해 확인하는 경향이 있을 수 있어, 일반 인구에 비해 운동 선수의 감염 빈도가 과대평가 될 수 있다.

하지만 엘리트 운동선수들의 감염은 원치 않게 동료선수들에게 감염을 전파시킬 수 있고(예를 들어, 공동탈의실의 사용과 같은 상황에서는 축구선수들의 감염된 물집의 전파로 이어질 수 있다), 훈련기간 동안 감염증의 관리가 원활하지 않고, 심근염과 같은 중증 감염증이 속발할 수 있어, 무엇보다 감염증 예방의 중요성이 강조된다. 가장 효과적인 예방조치는 예방접종이다. 하지만 예방 접종에 의해 단지 몇 가지 감염만이 예방될 수 있기 때문에, 감염원의 확산을 방지하기 위한 행동수칙 숙지 또한 강조된다. 예방접종을 통해 심각한 감염증을 예방할 수 있다는 면에서 그 효능은 충분히 받아들여지고 있지만, 접종시기는 접종 후 부작용을 최소화 하기 위해 격한 훈련의 시기를 피해 시행하도록 하는 것이 좋다.

예방접종의 부작용을 피하기 위해서는 1) 가능하다면 근육내 주사 외에 구강, 비강, 피내 투여와 같은 다른 투여 경로를 선택한다 2) 피부 오염이 발생하지 않도록 철저히 피부가 마른 상태에서 백신을 추출하는 주사바늘과 인체 내 주사바늘을 별개의 것으로 사용하도록 하고 피하주사보다 근육 내 주사방법을 선호한다. 3) 25 mm의 긴 바늘을 사용하며, 빠를 속도로 주사 바늘을 삽입하여 투약하고 제거하도록 하며, 근육에 수직으로 삽입한다.

가장 적절한 접종 부위는 운동선수에 따라 다르게 고려한다. 예를 들어 육상선수들에게는 엉덩이 주사를 선택하지 않고 라켓운동선수들에게는 사용하는 반대쪽 팔을 삼각근(deltoid)에 접종한다.

📖 참고문헌

1. Arnason A, Tenga A, Engebretsen L, Bahr R. A prospective video-based analysis of injury situations in elite male football: football incident analysis. Am J Sports Med 2004;32(6):1459-1465.

2. Deehan DJ, Bell K, McCaskie AW. Adolescent musculoskeletal injuries in a football academy. J Bone Joint Surg Br 2007;89(1):5-8.

3. Dworkin MS, Shoemaker PC, Spitters C, Cent A, Hobson AC, Vieira J, Corey L, Frumkin LR. Endemic spread of herpes simplex virus type 1 among adolescent wrestlers and their coaches. Pediatr Infect Dis J 1999;18:1108-9.

4. Ejnisman B, Barbosa G, Andreoli CV, et al. Shoulder injuries in soccer goalkeepers: review and development of a FIFA 11+ shoulder injury prevention program. Open Access J Sports Med 2016;7:75-80.

5. Ekstrand J, Hagglund M, Tornqvist H, et al. Upper extremity injuries in male elite football players. Knee Surg Sports Traumatol Arthrosc 2013;21(7):1626-1632.

6. Friman G, Wesslén L. Special feature for the Olympics: effects of exercise on the immune system: infections and exercise in high-performance athletes. Immunol Cell Biol 2000;78:510-22.

7. Gajhede-Knudsen M, Ekstrand J, Magnusson H, Maffulli N. Recurrence of Achilles tendon injuries in elite male football players is more common after early return to play: an 11-year follow-up of the UEFA Champions League injury study. Br J Sports Med 2013;47(12):763-768.

8. Gärtner BC, Meyer T. Vaccination in elite athletes. Sports Med 2014;44:1361-76.

9. Goodman AD, Etzel C, Raducha JE, Owens BD. Shoulder and elbow injuries in soccer goalkeepers versus field players in the National Collegiate Athletic Association, 2009-2010 through 2013-2014. Phys Sportsmed 2018;46(3):304-311.

10. Griffin DR, Dickenson EJ, O'Donnell J, et al. The Warwick Agreement on femoroacetabular impingement syndrome (FAI syndrome): an international consensus statement. British journal of sports medicine 2016;50(19):1169-1176.

11. Kristenson K, Walden M, Ekstrand J, Hagglund M. Lower injury rates for newcomers to professional soccer: a prospective cohort study over 9 consecutive seasons. Am J Sports Med 2013;41(6):1419-1425.

12. Mårtensson S, Nordebo K, Malm C. High Training Volumes are Associated with a Low Number of Self-Reported Sick Days in Elite Endurance Athletes. J Sports Sci Med 2014;13:929-33.

13. Ozturk A, Ozkan Y, Ozdemir RM, et al. Radiographic changes in the lumbar spine in former professional football players: a comparative and matched controlled study. Eur Spine J 2008;17(1):136-141.

14. Roberts JA. Viral illnesses and sports performance. Sports Med 1986;3:298−303.

15. Sakamoto Y, Ueki S, Kasai T, Takato J, Shimanuki H, Honda H, Ito T, Haga H. Effect of exercise, aging and functional capacity on acute secretory immunoglobulin A response in elderly people over 75 years of age. Geriatr Gerontol Int 2009;9:81−8.

16. Simmons A. Clinical manifestations and treatment considerations of herpes simplex virus infection. J Infect Dis. 2002;186 Suppl 1:S71−7.

17. Turbeville SD, Cowan LD, Greenfield RA. Infectious disease outbreaks in competitive sports: a review of the literature. Am J Sports Med 2006;34:1860−5.

18. Woods C, Hawkins RD, Maltby S, et al. The Football Association Medical Research Programme: an audit of injuries in professional football−−analysis of hamstring injuries. Br J Sports Med 2004;38(1):36−41.

INDEX

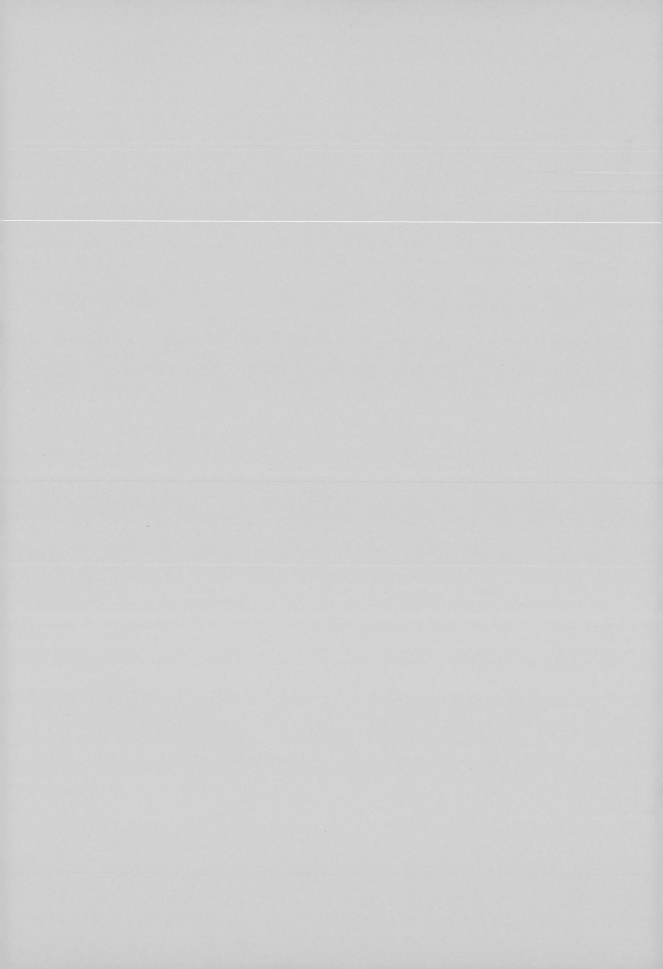